CEN

MW01706917

CE DOCUMENT N'APPARTIENT PLUS
AUX BIBLIOTHÈQUES DE
L'ARRONDISSEMENT DE MONTRÉAL-NORD

Ce livre appartient à

La bibliothèque Bellerive

SVP

RAPPORTEZ

Ne jamais écrire
dans les documents
Ni les découper

Pour une identité de la personne âgée en établissement : le projet de vie

Collection « Pratiques gérontologiques »
dirigée par Richard Vercauteren

Cette collection propose des ouvrages de réflexion et de méthodologie offrant des outils directement opérationnels aux professionnels intervenant auprès des personnes âgées.

DÉJÀ PARUS

Richard Vercauteren, Marco Predazzi, Michel Loriaux
Une architecture nouvelle pour l'habitat des personnes âgées

Richard Vercauteren, Marco Predazzi, Michel Loriaux
L'intergénération, une culture pour rompre les inégalités sociales

Richard Vercauteren
Concevoir l'animation dans les établissements pour personnes âgées

362.61
VERC.P

63246

Richard Vercauteren
Marco Predazzi
Michel Loriaux

Pour une identité de la personne âgée en établissement : le projet de vie

VERS UNE SOCIÉTÉ POUR TOUS LES ÂGES

Lutter contre les discriminations : le temps des réalités

Pratiques gérontologiques

érès

E

Ouvrage réalisé avec la contribution
de l'Union européenne
Actions de lutte contre la discrimination à l'égard des
personnes âgées et/ou des personnes handicapées

*Les informations contenues dans cette publication
ne reflètent pas nécessairement la position ou l'opinion
de la Commission européenne.*

Traduction de l'italien
coordonnée par Mariangela Costacurta

Conception de la couverture :
Anne Hébert

ISBN : 2-86586-845-1
CF - 1200
© Éditions Érès 2001
11, rue des Alouettes
31520 Ramonville-Saint-Agne

Préface
Du silence des vieux à la parole des aînés [1]

Des vieux en pleine mutation...

On a souvent dit que les personnes âgées formaient une catégorie statistique méconnue ou un continent gris aux frontières mal définies. On pourrait aussi ajouter qu'elles constituent un peuple silencieux qui, jusqu'à il y a un certain temps, et à quelques exceptions près, s'est peu exprimé sur ses besoins, ses difficultés, ses aspirations. Le monde du silence n'était pas seulement marin, il était aussi celui des confins de la vie, là où la ligne de démarcation entre le vivant et le mort n'est plus clairement tracée et où les corps usés s'empilent souvent dans des mouroirs en attendant leur élimination définitive.

Heureusement, ce portrait dramatique n'est plus vraiment d'actualité car, depuis plusieurs années, sinon plusieurs décennies, les situations ont beaucoup évolué, du côté tant des personnes elles-mêmes que des institutions et, en général, du regard que la société pose sur ses « vieux ».

Non seulement les personnes âgées ont vu leur importance numérique s'accroître, à la fois en nombre absolu et en proportion, jusqu'à aboutir au moins à un triplement, mais leurs caractéristiques se sont aussi profondément modifiées sous l'impact croisé de l'amélioration des conditions de travail et de vie, des progrès de l'hygiène et de la médecine, et de la protection apportée par les systèmes de sécurité sociale.

---

1. *Michel Loriaux, professeur de démographie, université catholique de Louvain-la-Neuve (Belgique).*

Les vieux d'autrefois étaient volontiers présentés comme malades, pauvres, peu instruits, conservateurs et égoïstes. Les aînés d'aujourd'hui sont au contraire davantage perçus comme en bonne santé, riches, cultivés et modernes, et ils bénéficient souvent de dénominations élogieuses comme les nouveaux vieux, les papy boomers ou la génération inoxydable.

… mais qui vivent des situations très contrastées

Cependant, même s'il est vrai que les mutations opérées depuis l'après-guerre ont été spectaculaires, le portrait est sans doute un peu trop idyllique, et en tout cas trop peu nuancé car il tend à globaliser des situations fortement contrastées. Tous les vieux ne sont malheureusement pas des seniors en pleine forme et ils ne sont pas tous riches et entreprenants. Les maladies dégénératives du vieillissement existent et frappent une proportion non négligeable de personnes âgées, de sorte que la dépendance ne cesse de s'accentuer avec la progression en âge (environ 5 % au-delà de 80 ans, 20 % au-delà de 85 ans et 40 % au-delà de 90 ans).

De même, si l'instauration des systèmes de protection sociale a permis, dans l'ensemble, de sortir le vieillissement de son statut misérable et de transformer les vieux pauvres en des retraités bénéficiant de conditions de vie beaucoup plus favorables, il n'en reste pas moins vrai que, dans tous les pays européens, une partie de la population âgée, dont on dit couramment qu'elle est passée au travers des filets de la sécurité collective, continue à vivre dans la pauvreté, qu'elle soit absolue ou relative.

Quant au modernisme des aînés, il s'exprime de multiples façons à travers leur aptitude à s'adapter à un environnement en constante mutation, mais il ne doit pas faire oublier qu'une partie de la population âgée reste profondément attachée à des valeurs traditionnelles et redoute le changement (ce qui ne devrait cependant pas être automatiquement perçu comme des attitudes récessives).

Tous les aînés ne sont pas des anciens « soixante-huitards » reconvertis et prêts à reprendre leur combat contre la société si elle devait décevoir leurs attentes (de revenus notamment), mais beaucoup d'entre eux sont néanmoins parfaitement capables de voyager en avion à la découverte d'horizons lointains, de recourir au *phone banking* pour leurs opérations financières, et même de surfer sur Internet à la recherche d'univers virtuels.

Ce qu'illustrent ces exemples, c'est que la population âgée est loin d'être homogène et qu'elle est constituée de segments sociaux et générationnels fortement différenciés, au point que des labels uniformisants comme le troisième âge ou les seniors se montrent peu propices à révéler cette diversité.

En revanche, il est vrai que l'évolution du groupe dans son ensemble a été rapide, masquant en partie les divergences internes, et qu'il continue à poursuivre sa métamorphose à un rythme soutenu, faisant de lui un des sous-ensembles de la population parmi les plus dynamiques, au moins au sens collectif du terme.

Paradoxalement, les vieux, qui sont trop souvent encore décrits comme des êtres « amortis » et sans ressort, participent en réalité puissamment au changement social, pour une simple et bonne raison : ceux qui entrent dans les âges dits de la vieillesse (les « jeunes vieux ») présentent des caractéristiques radicalement différentes de ceux qui en sortent par la mort (les « vieux vieux »).

Longévité : des progrès quantitatifs et qualitatifs

Et, à l'origine de ces changements, il faut rappeler le rôle majeur des progrès de longévité et de qualité de vie, eux-mêmes liés à des avancées remarquables de la science et des techniques, de l'éducation et de la productivité, de la médecine et de la protection sociale, etc. Une trentaine d'années d'espérance de vie à la naissance gagnées en moins d'un siècle (le XXe) et *grosso modo* une année de longévité supplémentaire acquise tous les quatre ou cinq ans ne pouvaient pas laisser inchangé le paysage social de la vieillesse, ni n'avoir aucune incidence sur les structures par âge et sur les différences entre les groupes d'âge.

Or, de l'avis de nombreux experts, biologistes, médecins et épidémiologues, ces évolutions ne seraient pas prêtes de s'arrêter, et il faudra donc compter dans l'avenir sur de nouvelles progressions du vieillissement, hormis cependant la survenue de catastrophes en tous genres qui ralentiraient ou annihileraient les progrès réalisés et à venir (catastrophes écologiques ou épidémiologiques et sociales), ou la survenue d'obstacles imprévus dans la lutte contre certaines causes de mortalité plus difficiles à faire régresser qu'on ne l'imagine aujourd'hui. À cette précision près qu'il devrait s'agir d'ajouter non pas simplement des années à la vie, mais aussi, selon l'expression dorénavant consacrée, de la vie aux années, une idée de mieux en mieux acceptée et que les épidémiologues traduisent en disant que la progression de l'espérance de vie s'accompagnera nécessairement d'une augmentation parallèle, et même peut-être plus rapide, de l'espérance de vie dite en bonne santé, ou sans incapacité majeure.

Plus concrètement, les maladies dégénératives du vieillissement seront réduites et/ou retardées, de sorte que les progrès de la longévité moyenne n'entraîneront pas forcément une progression des handicaps et de la dépendance liée à l'avancée en âge, en apportant un cinglant démenti à ceux qui évoquent trop complaisamment l'idée que les sociétés vieillissantes vont devenir de gigantesques asiles de vieillards grabataires.

Bien sûr, le besoin d'institutions spécialisées, comme des hôpitaux gériatriques ou des maisons de repos et de soins, subsistera et augmentera même peut-être, mais dans des proportions qui ne seront pas forcément en rapport avec l'augmentation de l'importance numérique des personnes âgées, de sorte que les menaces d'implosion de nos sociétés vieillissantes, si souvent évoquées par les médias et les chercheurs qui les alimentent en informations, seront probablement désavouées par les faits.

Il n'empêche que le défi reste de taille, puisqu'il s'agit de faire en sorte que les personnes âgées, qui sont de plus en plus nombreuses et qui vivent de plus en plus longtemps, conservent une place dans la société, sans exclusion ni marginalisation, et cela en dépit du fait qu'elles ont perdu un des éléments essentiels de leur statut social, en quittant la vie professionnelle pour entrer en retraite, et que cette situation les expose à une plus grande dépendance, économique, sociale ou sanitaire.

Le vrai défi : l'intégration des personnes âgées

L'intégration des personnes âgées dans la société n'est pas un simple slogan politique ; elle est devenue une impérieuse nécessité : il n'est pas pensable qu'un cinquième, et bientôt un quart ou un tiers de la population, soit tenu à l'écart de la vie communautaire et du choix des grandes orientations collectives, parce que ce groupe serait perçu par l'opinion publique comme une somme de pertes ou de négations et de charges collectives.

Imaginer les moyens concrets d'assurer cette intégration est donc une urgence de premier ordre pour éviter une détérioration plus grande de la cohésion sociale, souvent déjà très malmenée par les temps de crise prolongée qu'ont traversés tous les pays.

Les « remèdes » possibles sont connus au niveau des grands principes théoriques, mais ils sont souvent difficiles à opérationnaliser et à intégrer dans l'action concrète au quotidien. On peut notamment imaginer renforcer les échanges intergénérationnels, en encourageant les flux descendants de « richesses » des générations âgées vers les générations plus jeunes, à la fois en termes de biens et de services, ou parfois, plus simplement, en rendant plus visibles les flux actuels de transaction, qui sont souvent déjà importants, mais qui, malheureusement, sont mal mesurés au niveau d'une comptabilité sociale la plupart du temps inexistante.

Qu'on pense seulement, par exemple, au maintien prolongé au domicile familial des jeunes étudiants ou chômeurs pour faire face à la conjoncture économique défavorable, à l'aide apportée par les grands-parents au gardiennage et à l'éducation des petits-enfants en bas âge, ou à l'acquisition de biens durables pour leurs enfants et petits-enfants.

Un autre moyen essentiel d'intégration se rapporte à l'exercice d'activités d'intérêt collectif, notamment *via* la participation à la vie associative. Pendant longtemps, la politique en la matière a été de distraire les retraités en leur construisant des maisons de pensionnés, pour faciliter leur rencontre et occuper leurs loisirs en jouant aux cartes et au billard.

Mais de telles initiatives ne suffisent manifestement plus, même si elles peuvent être toujours appréciées par une minorité des personnes âgées, les autres ressentant davantage un besoin de se cultiver et de s'instruire, mais aussi de s'investir dans des activités leur permettant de trouver une utilité et une reconnaissance sociales.

Les dépositaires du temps libre et… de la mort

Cette utilité est déjà implicite lorsqu'elle se manifeste à travers leur consommation et leur demande renouvelée pour des biens et des services relevant de secteurs à haute valeur ajoutée et à forte concentration technologique, dans des domaines comme ceux des loisirs, de la culture, de la santé ou de l'éducation. Mais elle sera cependant fortement renforcée si ce renouveau de la demande se double d'une renouveau de l'offre s'exerçant à travers la participation à des associations, le bénévolat ou même l'exercice de « secondes carrières » dans le domaine de l'économie sociale.

Une telle piste est d'autant plus prometteuse que les retraités sont devenus les principaux dépositaires du temps libre, et que ce privilège leur donne l'opportunité d'investir massivement un secteur de l'activité sociale jugé très utile pour l'ensemble des citoyens, mais délaissé par les entreprises privées et les pouvoirs publics, pour des raisons de faible rentabilité économique ou de carence budgétaire, à savoir l'aide aux catégories les plus défavorisées (enfants abandonnés ou orphelins, femmes battues, émigrés et sans papiers, handicapés, prisonniers, analphabètes, exclus et sans domicile fixe, etc.).

L'espoir est qu'en lançant une sorte d'OPA (offre publique d'achat) sur ce secteur, les aînés contribueront non seulement à le revaloriser, mais aussi à se réhabiliter socialement et à compenser les conséquences négatives de cet autre privilège redoutable dont ils bénéficient également, à savoir le fait qu'ils sont devenus les dépositaires quasi exclusifs de la mort depuis que celle-ci a pratiquement délaissé les âges jeunes et adultes (à de rares exceptions près) pour se concentrer parmi les âges élevés, et qu'ils doivent lutter contre une tendance naturelle du corps social à exclure la partie considérée comme « malade » ou porteuse de malheurs et de souffrances.

En fait, on découvre seulement maintenant – et tout le monde n'en est pas encore forcément convaincu – que les sociétés vieillissantes n'ont pas seulement besoin de maisons de repos et d'hôpitaux gériatriques, ou même de services élargis de soins à domicile, et que la principale difficulté rencontrée n'est pas simplement celle du financement des retraites et de la prise en charge des dépenses sanitaires. Il s'agit certes là de questions importantes dont on ne peut minimiser l'ampleur, mais il faut aussi cesser de les présenter comme des problèmes insurmontables. Malgré la crise de transition qu'elles traversent, les sociétés occidentales ne se sont pas globalement appauvries ; elles regorgent plutôt de richesses et les progrès de l'accumulation n'ont jamais été aussi importants.

Attention aux effets pervers

La seule vraie préoccupation est celle de la répartition équitable de ces richesses, et cette répartition est devenue plus difficile à mettre en œuvre parce qu'elle ne peut plus se fonder autant que par le passé sur le critère du travail rémunéré, devenu plus rare et reculant sans cesse dans l'équation de la production devant un capital de plus en plus dominant.

Or, les retraités, dans la mesure où ils ne participent plus directement au travail, sont davantage menacés de voir remis en cause les revenus indirects dont ils bénéficient *via* les transferts sociaux. Ce risque est d'autant plus réel qu'il s'est développé depuis plusieurs années un discours sur la richesse des vieux et sur la nécessité, au nom de l'équité intergénérationnelle, de réduire les avantages dont ils bénéficient *via* la fiscalité ou la diminution du niveau des pensions légales.

Certains vont même jusqu'à préconiser de substituer à la solidarité intergénérationnelle, qui fonde la plupart des systèmes de protection sociale en transférant vers les inactifs (retraités, chômeurs, malades) des ressources acquises par le travail des actifs, de nouvelles formes de solidarité *intragénérationnelles* qui feraient supporter l'effort à soutenir en faveur des personnes âgées les plus démunies ou les plus dépendantes par les aînés eux-mêmes. Or, il est à redouter qu'un tel cloisonnement de la solidarité n'aboutisse à isoler davantage encore les personnes âgées et même à empêcher les mécanismes de redistribution verticale des âgés vers les jeunes de jouer pleinement et, par la même occasion, à stopper le rôle de redynamisation économique et sociale des aînés à travers leur participation à la vie collective et à la production sociétale.

Des conséquences analogues pourraient d'ailleurs aussi se produire si des dispositions légales étaient prises pour relever systématiquement et légalement l'âge de la retraite, comme beaucoup d'agences internationales le préconisent, en vue de limiter la charge financière que les systèmes de pensions font peser sur les budgets des États, et en les justifiant par les incontestables progrès d'espérance de vie.

Or, de telles politiques iraient non seulement à contre-courant par rapport à la tendance séculaire à la réduction du temps de travail, mais surtout, elles ne tiendraient pas assez compte de la capacité réelle des économies à absorber cette quantité supplémentaire d'offre de travail, à une époque où la demande globale de travail semble plutôt faiblir. De surcroît, elles ignoreraient complètement l'argument fondé sur le rôle dynamisant des aînés lié à leur demande de biens et de services spécifiques à forte valeur ajoutée technologique.

On observe souvent qu'une erreur de jugement commise dans un sens est ensuite compensée par une autre erreur dans le sens opposé. Ce fut le cas à certaines époques et dans certains pays, en matière d'institutionnalisation abusive des personnes âgées *versus* leur maintien à domicile, qui devint aussi parfois un objectif mythique exagéré, comme en matière d'allongement de la vie active face à l'abaissement de l'âge de la retraite. Souvent, la raison réside dans une approche moins dogmatique, qui concilie les diverses tendances et qui accepte le principe de tenir compte de la diversité des situations personnelles et de s'orienter vers des offres à la carte adaptées à chaque cas d'espèce. C'est vrai pour l'hébergement des personnes âgées, comme c'est vrai pour leur participation à la vie collective et pour la gestion flexible des carrières.

Gérer les sociétés intergénérationnelles

Malheureusement, les hommes politiques ou les décideurs éprouvent souvent beaucoup de difficultés à gérer cette diversité et à accepter que des principes différents s'appliquent à des situations différentes, au nom d'une conception universaliste des droits et des devoirs des citoyens. Pourtant, ils auraient sans doute intérêt à réviser leurs positions, s'ils veulent rester en mesure de gérer les nouvelles sociétés multigénérationnelles qui sont la conséquence directe du processus de vieillissement. Car, plus que jamais, à cause des progrès de la longévité moyenne, nos sociétés sont constituées d'un empilement de générations (de 0 à 100 ans), aux effectifs importants, et qui se caractérisent par des histoires de vie très différentes, mais aussi par des besoins et des aspirations très diversifiés.

La nécessité de prendre en compte et de développer l'intergénérationnel découle de cette profonde mutation des structures par âge et par sexe. Bien plus qu'un problème médical de sauvegarde de la santé et de prévention des risques ou de maintien d'une vie de bonne qualité, le véritable problème des sociétés de la géritude est un problème d'organisation sociale et de mise en œuvre de politiques des âges qui assurent à toutes les générations des conditions d'existence honorables et des rôles reconnus compatibles avec leurs capacités et leurs besoins, sans discrimination ni exclusion.

Il n'est guère douteux que les laboratoires pharmaceutiques produiront dans les années à venir des formes de vaccins antivieillissement ou des médicaments permettant de lutter efficacement contre les dérèglements de la sénescence. En revanche, il est moins sûr que nous disposerons aussi rapidement des moyens législatifs ou réglementaires et des institutions susceptibles d'éviter les conflits de générations et de renforcer les solidarités intergénérationnelles. Pour cela, il faudra au moins éviter certaines pratiques perverses, comme celles préconisées par des intellectuels qui sont prêts, précisément au nom de l'équité intergénérationnelle, à remettre en question le suffrage universel en limitant par divers moyens juridiques et légaux le droit de vote des personnes âgées. Ce serait là une façon hypocrite de les faire taire et de les empêcher d'exprimer leurs valeurs et leurs choix de société, en évoquant leur incapacité à concevoir concrètement l'avenir de nos sociétés, comme si la jeunesse était seule apte à le faire.

Au contraire, il faut plutôt insister sur un fait trop souvent méconnu, à savoir que les aînés sont porteurs de valeurs différentes, qui sont en général plus douces et plus altruistes que les valeurs dominantes actuelles de compétition, d'excellence et de violence. Trop longtemps, les vieux ont été condamnés au silence. Il est temps que les aînés prennent la parole, avant qu'on ne la leur retire à nouveau, sous prétexte d'incapacité ou d'ignorance. Et ils ne pourront le faire que si l'âgisme, qui constitue une menace permanente dans les sociétés vieillissantes, est combattu avec force et détermination.

Vivre en institution dans l'attente de la « mort annoncée »

Cependant, il est un lieu où le silence est d'or, plus qu'ailleurs, et où la résignation semble la règle. Et il ne s'agit pas forcément des monastères ou des couvents, mais bien des établissements pour personnes âgées, plus communément appelés maisons de retraite ou maisons de repos et de soins. En effet, les personnes âgées qui sont forcées de faire cette migration de leur domicile habituel vers une institution spécialisée dans le traitement de la vieillesse et de la dépendance vivent souvent cette transition de façon pénible, sinon dramatique, dans la mesure où le « vivre en institution » s'oppose au « vivre chez soi », et où l'établissement collectif n'est généralement pas perçu comme assurant la continuité avec l'habitat « originel », mais comme « un lieu de substitution où l'individu n'est que de passage », tout en sachant que l'issue finale est pratiquement toujours la mort (cf. le concept de « mort annoncée »).

De surcroît, l'institution est régie par des règles rigides qui favorisent presque toujours le collectif au détriment de l'individuel, l'anonyme au détriment du personnalisé, l'obligatoire au détriment du librement consenti.

Dans pareil contexte, la personne âgée, qui est déjà fortement fragilisée, peut perdre rapidement son identité sociale et ses dernières raisons de vivre. Son environnement familial, qui est lui-même souvent culpabilisé d'avoir dû recourir à la formule du « placement », risque aussi d'entrer en conflit avec la direction de l'institution ou avec son personnel, à qui il attribue la responsabilité de la dégradation observée dans l'état de santé, physique et psychique, de son parent.

Certes, toutes les institutions ne méritent pas une évaluation aussi négative, et certaines sont régulièrement citées comme des modèles de réussite dans l'accueil des personnes âgées et dans le respect de leur identité. Cependant, on est parfois en droit de se demander si les exemples qui sont mis à l'honneur dans les congrès et les rencontres scientifiques ne constituent pas des exceptions qui masquent des réalités plus douloureuses et qui contribuent à donner bonne conscience à la communauté des gestionnaires d'établissements et des experts en gérontologie.

Méthodologie pour un projet de vie

Il était donc urgent que les bonnes intentions et les idées généreuses cèdent le pas aux réalisations concrètes, pour que le fossé entre la théorie et la pratique s'atténue enfin. C'est la tâche ambitieuse à laquelle les auteurs de cet ouvrage ont décidé de s'atteler, en jetant les fondements d'une méthodologie concrète pour « préserver l'identité sociale de la personne âgée en institution » et en appelant cette recherche la création du « projet de vie » qui est proposé comme un protocole assez universel auquel tout établissement peut se rallier, quelle que soit sa nature ou sa localisation.

Quand on parle de projet de vie à propos d'un individu, le concept peut paraître assez flou, et en tout cas difficile ou impossible à codifier dans la mesure où il se réfère à la complexité de l'être humain et à l'incertitude de son cheminement personnel. En revanche, si le projet de vie se rapporte à un établissement pour personnes âgées, la notion se simplifie et se concrétise, parce qu'il s'agit essentiellement de gérer les relations humaines au sein d'une structure collective, composée de plusieurs catégories de personnes, principalement d'un côté les résidents et leur famille, de l'autre les pourvoyeurs de « services », qu'il s'agisse de l'équipe rapprochée ou des réseaux d'intervenants plus éloignés (équipe distante).

Le projet de vie ne doit cependant pas être confondu avec un projet d'établissement qui viserait plutôt à définir les grandes composantes de la structure d'accueil, principalement au niveau matériel, économique ou financier. En revanche, le projet de vie ne concerne que les aspects humains de la vie dans la structure et est focalisé sur la personne âgée et ses relations avec les acteurs de son environnement, les aspects matériels n'intervenant eux-mêmes que s'ils interfèrent avec ces aspects humains.

De même, gérer les relations humaines ne signifie en rien imposer des règles strictes auxquelles le résident serait astreint, mais plutôt définir des normes qui s'imposent aux intervenants (personnes, bénévoles, familles) dans leur travail auprès des personnes âgées pour en « prendre soin », respecter leur dignité et leur assurer une qualité de vie correcte dans l'établissement : « Le principe du projet est d'accompagner, et non de se substituer, de proposer et non d'imposer, de suggérer et non de catégoriser. »

Bien évidemment, conçu de cette façon, le projet de vie ne s'improvise pas et il ne peut se concevoir que s'il est fondé sur une démarche rigoureuse et sur l'utilisation d'outils méthodologiques qui doivent pouvoir s'adapter à chaque situation particulière.

De l'expérimentation à la généralisation

Le mérite des auteurs est donc d'avoir voulu transférer leurs connaissances dans ce domaine novateur, en se fondant sur des expériences concrètes réalisées dans plusieurs pays européens, et qui ont porté à ce jour sur près de deux cents établissements qui ont élaboré des projets de ce genre, notamment en France et en Belgique.

Leur principal objectif est donc d'inciter les pouvoirs publics chargés des politiques d'hébergement et les responsables d'établissements pour résidents âgés de développer de bonnes pratiques en matière de prise en charge individualisée des personnes âgées, en respectant au maximum les attentes des pensionnaires et en se référant en permanence à une éthique de l'être humain, autonome malgré ses pertes de capacités et digne de respect en dépit de ses phases d'égarement ou d'inconscience.

Les auteurs rappellent à juste titre que la personnes âgée n'a pas, au sens strictement juridique du terme, de droits spécifiques, et que la vieillesse ne constitue en aucune manière un groupe « à part ». En revanche, la fragilité de la personne dépendante et la limitation de ses libertés de choix impliquent qu'elle fasse l'objet de soins et d'attentions particulières, pour ne pas porter atteinte à ce qui, en dehors de l'établissement, serait reconnu comme des droits inaliénables de l'être humain.

Resituer l'entrée en institution dans l'ensemble du cycle de vie individuel est donc une condition indispensable au respect des principes fondamentaux de l'éthique de l'arc de vie présentée dans le volume précédent, et les auteurs listent divers instruments pour la mettre en œuvre concrètement, comme le « fichier d'histoire de vie du résident », outil indispensable pour le travail de l'équipe qui a la charge d'accompagner la personne âgée dans la dernière phase de son parcours existentiel.

Mais de nombreux autres guides opérationnels pour la construction et l'évaluation du projet de vie sont également proposés, de sorte que cet ouvrage peut être présenté comme un manuel de référence susceptible d'aider les sociétés vieillissantes à assumer leur destin sans avoir honte de la façon dont elles gèrent la fin de vie : entre l'élimination méthodique et aseptisée des déchets humains et l'intégration des personnes âgées, tant dans la société globale que dans les institutions spécialisées, il reste une distance considérable à parcourir qui pourrait s'appeler… un projet de vie.

Préambule [1]

Des projets pour intégrer la personne âgée dans les établissements

Le congrès international « Où habitera la personne âgée du troisième millénaire ? » a inspiré la rédaction de trois volumes à la lecture indépendante mais coordonnée [2]. Grâce à l'apport d'une centaine d'intervenants des différents pays de l'Union européenne et hors de ses frontières, ce congrès de dix jours a représenté un important creuset d'idées pour la recherche et l'expérimentation des années à venir.

Deux exigences essentielles ont émergé au terme de l'itinéraire : conférer un ordre « taxonomique » aux postulats dans la recherche théorique et à la pluralité créative des expériences territoriales, et trouver, grâce à la coopération internationale, des routes communes à parcourir dans un futur proche.

Ce parcours forcément « anthologique », riche en stimulations et en provocations, mais encore avare sur le plan de la reproductibilité de certaines expériences individuelles, a mis en exergue la nécessité d'un instrument plus systématique, capable de « fixer » les « intuitions » dans un cadre moins dispersé, en repérant, si possible, les

---

1. *Marco Predazzi, directeur médical du « Melo », centre de coopération sociale de Gallarate, Italie.*
Richard Vercauteren, psychosociologue, directeur de l'Institut pluridisciplinaire d'études sociales de Nantes, France.

2. Congrès organisé en 1999 à l'initiative de Richard Vercauteren et Alexandre Carlson (†), auxquels se sont joints l'Italie (centre « Il Melo »), le Portugal (centre social de Carcavellos) et la Belgique (université catholique de Louvain-La-Neuve).

éléments-clés pour une reproduction des méthodologies et des contenus.

La même volonté initiale de consolider les échanges et les coopérations transnationales s'est par ailleurs déjà manifestée durant les travaux d'un congrès qui, pour une fois, s'est libéré des liturgies autocélébratives habituelles et s'est consacré aux grandes traditions sociétales qui attendent l'Europe dans un avenir proche.

La rédaction du présent ouvrage s'inscrit dans cette rencontre de coopération internationale et entend tracer une première ligne de réponses à ces exigences, sans prétention à fournir des réponses définitives, comme d'habitude lorsque l'on traite une matière si fortement évolutive, mais avec la certitude, toutefois, d'accomplir un pas de plus vers la construction d'une nouvelle culture communautaire du vieillissement, vue à travers certains aspects culturels particulièrement significatifs pour le futur.

Le premier volume est consacré aux problématiques émergentes en matière d'habitat, en partant d'une section entièrement taxonomique visant à faire, pour les opérateurs et pour les usagers, le point sur l'état actuel en Europe. Deux sections sont ensuite consacrées aux avancées de l'expérimentation en matière d'habitat : la « maison-évolutive », concept révolutionnaire d'une habitation conçue pour toutes les générations, et la recherche domotique, nature et rôle d'une science déjà projetée dans le futur proche de l'habitat.

Le deuxième volume entend recueillir et illustrer l'importante évolution de la notion d'intergénération vers le concept d'« arc de vie », vision intégrée du cycle de vie à l'intérieur duquel la gérontologie sociale trouve des références culturelles et opérationnelles de plus en plus solides. La première section est consacrée aux aspects géronto-pédagogiques de la nouvelle culture métagénérationnelle, la deuxième explore les réalités et les expérimentations déjà en cours en Europe en matière d'intergénération, tandis que la troisième est consacrée à la découverte des transformations potentielles consécutives à l'introduction de la culture de l'arc de vie au niveau sociétal.

Après avoir traité des concepts de « lieu de vie » et d'« arc de vie », un troisième volume est consacré au « projet de vie » : « de vie », parce que le vieillissement ne peut plus être considéré comme une période « résiduelle » mais bien comme une époque de la vie à part entière ; « projet » parce que, quand les réserves vitales diminuent, la sauvegarde des droits de la personne exige un véritable projet, avec des stratégies et des méthodologies consolidées par la science et par l'expérience.

Étant donné la nature de ses contenus, la structure de ce volume ne présente pas des sections comme les précédents. Il vise à fournir les éléments-clés pour la mise en route d'un projet global des droits essentiels des personnes âgées vivant dans des institutions. À partir de l'anamnèse personnelle et sociale du résident, les chapitres centraux présentent les éléments théoriques, opérationnels et d'évaluation pour la rédaction et la mise en œuvre du « projet de vie », en abordant les stratégies d'animation et de formation fonctionnelles pour la réalisation de ce même projet.

Quelques instruments opérationnels sont fournis en conclusion pour l'adaptation pragmatique du « projet de vie » aux réalités des personnes âgées atteintes de démence, un phénomène en forte expansion dans les différents pays de l'Union européenne.

Une fiche de « recherche-action », ou parcours thématique, est proposée à la fin de chaque section : sa fonction consiste à déterminer les derniers moteurs de recherche et d'expérimentation liés au développement théorique et pratique des contenus exposés. Cette conclusion « ouverte » des sections correspond à l'intention des auteurs de concevoir leur contribution de façon dynamique et évolutive, et renvoie explicitement à l'objectif des promoteurs de poursuivre prochainement les travaux entrepris avec une participation encore accrue.

Si l'Union européenne, qui jusqu'à présent a soutenu avec intérêt et générosité ce projet, peut en garantir le développement au cours des années qui suivront immédiatement cette publication, les neuf projets évolutifs résumés à la fin de chaque section pourront voir le jour avec un nombre croissant de partenaires européens et de réalités qui, nous le savons, sont déjà au travail quotidiennement sur ces thèmes vitaux pour notre futur social commun.

Tout cela pour souligner une fois encore le caractère de « manuel » conféré à cet ouvrage, réalisé avec la contribution de la Division générale de l'emploi et des affaires sociales de l'Union européenne, grâce à la disponibilité des auteurs, mais surtout grâce à la participation, parfois indirecte, de toutes les réalisations, l'expérience sur le terrain ayant contribué à la construction d'un grand patrimoine commun dont cet ouvrage ne veut représenter que des « notes de voyage ». De façon plus spécifique, il s'attache à définir les contours et les enjeux d'un projet de vie, concept largement évoqué dans le champ gérontologique, mais en définitive toujours ambigu quant à ses finalités et à ses méthodes d'approche.

Chapitre 1

La personne âgée dans son environnement

Démographie médicale

L'être humain, résident en établissement, sera demain un individu à plusieurs facettes, inscrit dans un monde où se conjugueront plus qu'aujourd'hui la santé et le social. Si l'on se limite aux statistiques françaises (mais celles des pays européens se rejoignent dans ce domaine), on observe que, dans les vingt ans qui viennent, le nombre des personnes âgées de 80 ans et plus aura doublé. Même si cela ne signifie pas pour autant que le nombre de résidents aura suivi la même ascension, il faut cependant s'attendre à une nette augmentation.

Par ailleurs, c'est l'état de santé qui va devenir préoccupant. Tous les observateurs s'accordent en effet pour dire qu'il existe une véritable « rupture » en matière de handicap à partir de 80 ans. Si les 80 ans comprennent 5 % environ de personnes dites « dépendantes[1] », à 85 ans, nous en retrouvons 18 %, et au-delà de 90 ans, plus de 40 %. Les dépendances lourdes sont alors des indicateurs fiables du passage en institution.

Parallèlement, il faudra nous interroger sur la notion de « besoin », sachant que le passage en établissement est désormais plus significatif d'un état pathologique, tout particulièrement pour ceux qui souffrent d'atteintes importantes des fonctions cognitives.

---

1. La France emploie encore le terme « dépendant », alors que les autres pays parlent de « handicapé ».

Au niveau mondial, le taux de dépendance ne suffit pas à expliquer un passage en institution, qui doit être relié également à la culture des pays et à leur niveau de vie. Si ce niveau de vie, qui n'est pas homogène en Europe, est relativement peu éloigné, chacun des pays pourra expliquer sa différence par les modalités de prise en charge à partir des solidarités formelles, issues des politiques étatiques.

Également, toujours au niveau mondial, le pourcentage des 65 ans et plus qui sont hébergés offre une variation qu'il faut comprendre. Les taux d'hébergement sont faibles en Turquie ou en Grèce[2]. Ils sont six fois plus importants au Canada, en Finlande ou au Luxembourg. L'explication peut être fournie, nous le soulignions plus haut, par les mécanismes de solidarités, formelles et informelles[3]. Il s'avère en effet que la tradition de prise en charge familiale (solidarité informelle) est plus vivace dans les pays de l'Europe du Sud ou du pourtour méditerranéen, ce qui peut expliquer les chiffres de la Turquie et de la Grèce.

Toutefois, une tendance étaye cette approche : les pays qui accueillaient hier leurs vieux dans les établissements opèrent à ce jour une véritable mutation. Dans les années quatre-vingt, les pays à fort taux de placement en établissement ont vu s'inverser le processus, tandis que les pays à faible taux de placement ont vu celui-ci s'accroître. Cette tendance, particulièrement lisible en Europe, dénote une attention différente portée à la population des résidents, davantage concernés par « l'impossibilité de rester au domicile ». Faut-il pour autant en déduire que nous y avons désormais affaire à un résident « pathologique » ? Cela paraît probable, et c'est un élément majeur qui va être pris en considération pour construire le projet de vie des établissements.

Les images de l'établissement

Des pratiques visant l'adaptation

L'entrée en institution est généralement synonyme d'inquiétudes, tant de la part des familles que des futurs résidents, ce

2. Selon un rapport de l'OCDE publié en 1996.
3. On entend par « solidarités formelles » tous les systèmes étatiques de prise en charge (politique du vieillissement), et par « solidarités informelles » les prises en charge non accompagnées par une politique étatique. La famille figure au premier rang de celles-ci.

d'autant qu'elle est souvent motivée par un drame personnel ou familial. Dans cette approche dramatique, le passage perturbe la personne âgée dans les représentations et l'estime qu'elle a d'elle-même.

Le processus de dégradation de la personne âgée se concrétise dans l'atteinte de son intégrité physique et psychique, même si l'une ne va pas systématiquement avec l'autre. L'incapacité physique marque sans ambiguïté le renoncement de la personne à vivre à son domicile, si aucun relais n'est pris par un système de solidarité. Le projet de vie doit alors se construire autour de la compensation de cette perte du domicile que subit le résident, et il doit notamment apporter une réponse structurelle. Ce genre de réponse en pleine conscience s'inscrit dans les pratiques visant une aide à l'adaptation.

Par ailleurs, la disparition de la famille, progressive ou brutale, totale ou partielle, dans l'institution, signe la nécessité de restructurer les repères de la personne. La structure qui formalise certains repères trace en parallèle le réceptacle où peuvent se reconstruire d'autres repères, l'ensemble de ce processus constituant le mécanisme de construction identitaire que vise le projet de vie.

De ce fait, avec la création d'un projet de vie définissant des pratiques spécifiques, nous assistons à la naissance d'un outil qui transforme les représentations de chacun des acteurs, futur résident et famille, à l'égard de l'institution pour faire de celle-ci le nouveau repère d'une existence qualitative moyennant des pratiques spécifiques.

Des représentations négatives de l'établissement inversées par le projet

Un projet pour restaurer l'individualité

Le projet de vie se doit, en outre, de prendre en considération le contexte psychosocial qui a préalablement entouré la venue de la personne âgée dans la structure.

Les représentations de la structure reposent essentiellement sur des éléments concernant le contexte de l'entrée. La structure est avant tout le réceptacle des dépendances et d'un état de santé déficient, associant en ces lieux toute la marginalisation que veut justement éviter celui qui se représente son passage à l'intérieur comme un « risque ». Parallèlement, les déficiences concentrées en un même lieu diffusent des images négatives, parmi lesquelles le sentiment de solitude ou la tristesse. Mais cette concentration révèle aussi une atteinte à l'intimité de la personne, avec une impression de proximité particulièrement préjudiciable à son intégrité sociale. Une telle image dénature la réalité d'une vie en institution en associant à tout cela la perception d'une liberté à jamais disparue.

La création d'une réflexion sur un projet de vie, au-delà de la rédaction même de ce projet, permet de requalifier une réalité, non idyllique certes, mais au demeurant moins dramatique de la vie en institution, par ailleurs fort sociale.

Un projet pour redéfinir les rapports affectifs

Parmi les éléments constitutifs de l'image d'une structure figure aussi la négation de l'intimité du contact humain, aspect exacerbé par l'individualité du vécu des handicaps. Alors qu'avec la collectivisation des déficiences, on aurait pu s'attendre à une meilleure compréhension mutuelle du vécu et de ses répercussions, selon toutes les apparences la souffrance individuelle domine. Plus qu'un sentiment de solitude, transparaît l'impression d'une négation interindividuelle. Ainsi voit-on parfois déambuler dans une errance sans objet ces vieillards de l'institution. Refusant eux-mêmes le contact humain, ils donnent le sentiment que nulle animation n'existe en ces lieux. Il y a bien souvent une dichotomie de sens sur ce point, qui modifie la réalité de la vie en institution.

Le projet de vie ne doit pas se méprendre sur son objet : la solitude constitue bien un lieu de reconstruction de l'individu. Il s'agit en fait d'un espace où se reproduisent des situations qui permettent à l'individu de se confronter à lui-même, et de se forger de nouveau ainsi des images constructrices. Parallèlement, ce projet de vie ne peut, sous prétexte des apports bénéfiques de la solitude, éluder l'écueil d'un repli sur soi. Il doit tenir compte des deux aspects de la réalité.

Le projet de vie doit reconnaître, en ce sens, une efficacité structurelle permettant d'instaurer des pratiques de convivialité telles que des animations, des activités, des rencontres et des actes de solidarité, en organisant ses espaces de la façon la plus adéquate et réfléchie. Le projet s'interrogera de ce fait sur cet outil que constituent les rapports humains dès lors qu'ils tendent à reconstruire la vie sociale sur la base de la convivialité, elle-même ancrée dans des mécanismes affectifs.

Un projet où dominent les rapports humains

Dépassant les aspects les plus négatifs des représentations et des images de la structure, le projet de vie analysera les rapports humains au sein de l'établissement. Ces rapports et la conception que le personnel peut en avoir définissent en retour un certain nombre de pratiques.

Ainsi, l'amabilité du personnel constitue l'un des piliers des pratiques, sachant toutefois que ce personnel sera toujours jugé dans ses actions contraignantes à l'égard du résident. Le projet de vie interrogera en revanche le poids de ces contraintes au regard, d'une part, de l'obligation de vivre en collectivité, et d'autre part, de la nécessité de stimuler le résident.

Dans un contexte de rapports humains déterminés par la nécessité de vivre avec un certain nombre de contraintes (voire d'astreintes), la structure est là pour développer des images d'accueil, avec l'être humain au centre. L'accueil, indépendamment de l'analyse que l'on peut en faire en matière de qualité de vie, est un outil du projet de vie, dès lors que l'institution offre un espace adapté aux attentes du résident. La structure définit ainsi des lieux de convivialité, qui figurent au premier rang de ces attentes, favorisant les rencontres autour d'un certain nombre d'objectifs relationnels qui seront examinés dans le projet de vie.

Définir les limites institutionnelles

Des pratiques inscrites dans un rapport de domination

L'institution constitue le plus souvent le dernier recours de ceux qui viennent en ce lieu achever leur vie. De la sorte, elle apparaît comme la formalisation de la dernière demeure, induisant des pratiques de personnels en rapport, mais aussi des comportements de résidents qui ne sont pas étrangers à cette représentation.

Dans la réalité, « vivre en institution » s'oppose à « vivre chez soi », faisant de l'établissement non plus une continuité de l'« habitat originel[4] », mais un lieu de substitution où l'individu n'est que de passage. Cette perception met en évidence la prédominance du collectif au détriment de l'intime, sachant que le terme « institution » porte en lui le constat de la collectivisation, au préjudice de l'individualité. L'institution, par définition, établit ses propres règles. Elle fait apparaître un fonctionnement doctrinaire,

4. Nous désignons l'« habitat originel » comme le domicile où la personne a toujours vécu. Cet habitat s'oppose à l'« habitat collectif », qui marque le lieu où « passe » la personne âgée par obligation.

mettant en œuvre des règles communes généralement fort discutables. Dans le cadre d'un projet de vie, la prise en compte de cet élément sera fondamentale pour élaborer un écrit qui n'enferme pas la structure dans un mécanisme reproduisant le système de représentations que nous venons de décrire.

Au sein même de l'institution, les rapports entre les acteurs se hiérarchisent sur des bases souvent confuses. S'il apparaît comme une évidence qu'en payant ses mensualités, le résident s'octroie un personnel « à son service », cette notion de « service » est cependant confrontée à une réalité dans laquelle le résident est sous la dépendance du personnel. Il s'agit en effet d'une relation où le personnel possède le « pouvoir de faire », et où le résident a la « nécessité d'attendre ».

Le « pouvoir de faire » du personnel s'inscrit dans les limites de son travail, de ses responsabilités, et du temps légal qu'il doit professionnellement donner à l'institution. S'il varie suivant les diplômes et les profils de poste, le « pouvoir de faire » correspond aussi à l'exigence hiérarchique. Dans un tel contexte, le projet de vie doit définir des priorités et donner les grandes lignes de signification de ces priorités.

Comme un écho, la « nécessité d'attendre » du résident peut se comprendre dans la mesure où celui-ci se trouve sous la dépendance du personnel. Cette « dépendance » reflète en fait une certaine perception des choses, car nul rapport de réelle dépendance n'existe entre le résident et le personnel. Elle existe toutefois au regard d'une réalité quotidienne où le résident est en attente du soin que va lui apporter le personnel, soin qui s'avère indispensable à sa survie. Dans cette relation, transparaît de fait une position de domination qui crée des liens spécifiques entre les deux acteurs, et qui renvoie au « droit » de la personne âgée.

Le droit de la personne âgée exprimé dans le projet

Précisons d'emblée que le droit de la personne âgée n'a pas d'existence spécifique hors du droit qui est attribué à la défense de tout adulte. Il convient de s'en féliciter : cela met en évidence le fait que la vieillesse ne constitue pas un groupe « à part ». Nous n'évoquons donc pas ici le sens juridique du « droit » mais bien l'aspect moral, lié à la spécificité d'un être fragilisé par sa condition, qui doit donc être protégé par des conceptions humanistes et sincères, à travers des valeurs spécifiques.

Le projet de vie doit tenir compte du fait que la personne âgée n'a pas toujours le choix d'exprimer ses attentes et que toute personne peut se substituer à elle pour le faire. Dans cette perspective, la notion de liberté de la personne âgée est limitée, et son estime de soi s'en ressent. C'est pourquoi l'existence d'une charte pour la défense des droits et libertés revêt un intérêt particulier[5].

La conception de cette charte présente l'avantage de mettre en exergue une protection de la personne âgée *dépendante*, en dehors de toute protection juridique qui pourrait par ailleurs correspondre à sa situation. La charte relève donc d'un cadre de préconisations et d'un état d'esprit sans lien direct avec les dispositions juridiques en matière de protection de la personne majeure. Dans ces limites, où nous nous situons sans ambiguïté, c'est bien la réponse éthique que nous développerons, au détriment de la pure réponse du droit.

Le contexte familial

Une mutation des valeurs familiales

La notion de famille a très largement évolué depuis l'époque où la personne âgée aujourd'hui en établissement s'est constitué ses repères. Le phénomène sans doute le plus marquant pour cette personne est la coexistence de plusieurs générations, largement due à l'accroissement de l'espérance de vie. Il se peut d'ailleurs que ce processus ne concerne que la génération des plus de 70 ans actuels : dans la mesure où les enfants des nouvelles générations naissent beaucoup plus tard, les moins de 50 ans ne verront pas leurs arrière-petits-enfants, et cela malgré la longévité de leur existence.

Nos résidents actuels se trouvent pour leur part face à une succession de générations qui rend ambigus certains rapports intrafamiliaux. En effet, si la présence de plusieurs générations peut donner du sens à l'existence de la personne âgée, qui voit « porter son nom » par ceux qui, par leur jeunesse, représentent la vie, le mode de vie des nouvelles générations peut toutefois conduire à des rapports conflictuels.

Par ailleurs, les enfants de ces résidents ont dû intégrer les conceptions modernes de l'accès au travail, accordant une large place au mécanisme de la dispersion géographique. Ce phénomène s'est aussi accentué avec l'amélioration des conditions de déplacement, et une perception plus large du monde.

---

5. Cette charte existe en France.

Tout cela a clairement contribué à modifier, d'une génération à l'autre, certaines représentations des « valeurs » fondamentales. Ainsi en est-il de la conception du couple : le rapport au divorce n'est plus le même, l'union libre a sensiblement fait évoluer les rapports au sein du couple même, et les relations affectives ne se présentent plus sous les formes d'antan.

La « valeur » solidarité familiale, elle aussi modifiée, s'avère moins ancrée dans le système intrafamilial pour plusieurs raisons. La première tient peut-être au fait qu'un ascendant ayant dépassé l'âge de 85 ans n'aurait aujourd'hui pour aide qu'une personne de 60 ans et plus, et que, bien avant son décès, son aidant familial risquerait d'avoir lui-même atteint l'âge d'être aidé par son descendant direct. De plus, les aidants familiaux pouvant, par leur activité antérieure, bien souvent prétendre à la retraite, ils ne se sentent pas en mesure de s'occuper de leur ascendant. Il faut également reconnaître que l'aide familiale formelle, née avec la politique de maintien à domicile, a eu pour effet de changer certains rapports familiaux dans le sens d'un désinvestissement des descendants[6]. Enfin, le travail (déclaré) des femmes, premières aidantes familiales, ne leur laisse plus à présent autant de disponibilité pour s'occuper de leurs ascendants.

Des relations nouvelles créées par le passage en établissement

L'ensemble de cette évolution a souvent créé de nouvelles relations qui relèvent davantage de la transmission que de l'aide. La transmission s'analyse comme un processus où l'aidant familial devient plus l'écoutant de son ascendant que son aide ménagère. Les tâches ménagères sont plutôt dévolues à des professionnelles ou, à défaut, interrompues par l'aidant familial dès qu'il ne se sent plus capable de les assumer. Il demande alors à son père ou à sa mère, avec l'appui de l'environnement, d'envisager son passage en institution. Dans ce contexte, la relation consiste en une transmission des savoirs de l'ascendant plus qu'en des échanges matériels que l'on pourrait qualifier de « gestion du quotidien ». Les contacts s'inscrivent ainsi dans une qualité affective qui tend à rendre à la personne âgée sa fonction de rouage entre les générations.

Le passage en établissement marque réellement le franchissement de l'étape où l'aidant familial n'a plus à assurer le quotidien et

6. Ce phénomène a été abordé dans le détail par notre ouvrage : R. Vercauteren ; N. Babin, *Un projet pour le maintien à domicile des personnes âgées*, Toulouse, Érès, 1998.

peut plus sereinement aborder la « vie » avec son père ou sa mère. Ce processus ne va toutefois pas sans poser de problème aux deux protagonistes, parents et enfants. Les premiers se sentent lésés d'un soin auquel souvent ils considèrent qu'ils ont droit. Disparaît ainsi la notion traditionnelle de devoir filial, tandis que ce dernier se transforme en un autre type d'échange, ayant valeur de transmission. Les seconds culpabilisent par rapport à ce même droit. Ils éprouvent le sentiment d'abandonner leur parent lorsqu'ils demandent à un tiers de s'occuper d'une dimension qui touche parfois l'intimité.

La négociation entre ces acteurs se révèle souvent âpre, ancrée dans des non-dits parfois difficiles à transgresser. Parents et enfants sont communément victimes d'une absence d'information (et d'éducation ?) sur cette mutation des rôles.

C'est dans ce contexte ambigu que la famille devra s'inscrire comme l'un des moteurs de l'animation de la structure et contribuer à faire vivre le projet.

Définir des relations entre la famille et le personnel

Observer les situations pour créer un lien « famille-personnel »

La déstabilisation de la famille, en étroite relation avec le malaise ressenti des deux côtés, aboutit à des relations articulées sur le mécanisme d'abandon. Ainsi, il n'est pas rare que les résidents se sentent seuls, plus ou moins délaissés, malgré la présence quotidienne ou quasi quotidienne de l'un ou l'autre de leurs enfants. Nous avons là affaire à un « sentiment » (au sens de « avoir l'impression de ») et non systématiquement à une réalité. Ce phénomène débouche trop souvent sur une démission de la famille, qui met en cause le bien-fondé de ses visites quand son parent dit se sentir toujours seul, ou du personnel, qui « n'arrive plus à comprendre ». Pour autant, la mobilisation de la famille pour faire vivre le projet suppose de continuer les visites, et de les articuler sur une recherche d'activités communes ou d'animation avec leur parent. On comprendra que seule une recherche consensuelle entre la famille et le résident pourra, au moins partiellement, débloquer la situation.

Ce nouveau contexte instauré par le passage en institution doit par ailleurs faire l'objet d'observations particulières, afin que la mutation des relations « parent-enfants » ne débouche pas sur un parasitage des relations « personnel-résident ». On sait notamment que ce problème de « sentiment » d'abandon (ressenti tant par la personne âgée que par la famille elle-même, qui se culpabilise) induit un système pervers de relations où la famille se livre à un excès de maternage et où la personne âgée accentue son mal-être en accusant le personnel d'un manque d'attention. Le résident peut également développer des relations perverses avec le personnel en refusant d'attendre de l'équipe un quelconque soin. Il paraît donc indispensable d'informer la famille sur ces risques et de créer de bonnes relations au sein de l'équipe, pour repérer ces problèmes qui perturbent la vie du projet. Les relations avec la famille devront être organisées autour d'une information qu'elle peut comprendre (ou entendre) et d'un engagement à travailler ensemble.

Comprendre la famille

Une famille est avant tout un groupe (parfois réduit à un seul individu, et, statistiquement, plus souvent la fille) qui découvre la vie en établissement, avec toutes les fausses représentations qu'elle a véhiculé depuis fort longtemps[7].

Et, effectivement, elle se trouve face à une « assemblée de vieux » « traînant » dans les couloirs, l'air triste. Viennent s'ajouter les odeurs, qui lui sont peu familières.

Même s'il s'agit d'une maison de retraite, l'image de l'hôpital prédomine, avec la plupart du temps un personnel en blouse blanche. Image angoissante tant elle rappelle les services de soins aigus. Très souvent, la famille croise un personnel pressé, peu disponible, auquel elle ose à peine s'adresser.

Ces représentations sont accréditées par tout ce qu'elle a pu entendre : le manque de personnel, la promiscuité, la rigidité des horaires et, finalement, le fait que l'on va peu s'occuper de sa mère ou de son père.

La noirceur de ce tableau, construit à la fois sur des réalités et des *a priori*, a pour but de permettre au personnel de comprendre cette famille qui, lors du premier contact, est conditionnée par de telles images.

Le personnel doit aussi se faire à l'idée qu'il est volontairement ou non à l'origine de cette situation. En effet, ce que découvre la famille, il le vit lui au quotidien, perdant ainsi tout esprit critique. Sa dissonance avec la famille en est de toute évidence renforcée.

---

7. On peut se reporter à notre ouvrage : R. Vercauteren ; M. Predazzi (sous la direction de), *Des lieux et des modes de vie pour les personnes âgées*, Toulouse, Érès, 2000 ; contribution de Carla Facchini, « La cohabitation entre familles et aînés », p. 150.

Ceux qui travaillent dans ces établissements savent pourtant que ces images sont généralement outrancières et reflètent mal la réalité de la vie qu'ils essayent d'y mettre. Cette discordance entre leurs intentions, leurs pratiques et, pour certains, leur enthousiasme et les perceptions de la famille pose bien d'emblée le problème de communication qui peut s'établir entre ces deux groupes.

Le personnel doit d'abord prendre conscience de l'incongruité de certaines demandes de la famille, souvent excessives, fruit d'une trop grande présence auprès de son ascendant : plus d'animation, plus d'humanité. Il faut savoir que ces requêtes témoignent le plus souvent d'un défaut de communication, qui conduit la famille à faire penser que le personnel délaisse le résident.

La seconde source d'incompréhension est directement liée à la précédente. Elle se traduit par une angoisse généralement injustifiée, accréditant le doute sur le bon choix de la structure. Cette inquiétude provoque souvent des quiproquos entre les acteurs, le tout étant amplifié par la façon qu'a la famille d'aborder les problèmes.

Ce mode d'approche sera d'autant plus vexant pour le personnel présent au quotidien que la famille tend à exprimer différemment ses requêtes en fonction des personnels. Assez directe avec les agents de service et les aides-soignantes, elle est plus insistante envers l'infirmière à qui, de surcroît, elle ne va pas formuler les mêmes demandes. Quand elle s'adresse à la direction, le ton et les contenus seront encore d'une autre nature, et elle ira chercher l'appui du médecin sur les sujets qui lui paraîtront particulièrement mal abordés par l'équipe.

Un tel mécanisme relationnel ne peut rester en l'état sans risquer de développer des conflits inutiles. La solution réside en fait presque toujours dans le comportement de l'équipe, qui se doit d'établir une relation « adulte », d'entente, étayée par une bonne compréhension de la famille.

Il arrive bien sûr que le personnel se heurte à l'incompréhension totale d'une famille (qui d'ailleurs peut avoir tort), nécessitant alors l'arbitrage d'un supérieur hiérarchique.

Pour faire vivre le projet d'établissement, il est donc nécessaire de clarifier en interne le rôle que l'équipe doit avoir auprès de la famille. Il convient, parallèlement, d'opter pour des « comportements » d'équipe, oscillant entre la distance et la proximité, et pour une révision de l'approche de la famille. Dans ce contexte, apprendre à décoder le comportement familial paraît essentiel.

Le décodage des comportements familiaux

Le mécanisme de décodage a pour fonction première de dynamiser le projet grâce à la relativisation des discours familiaux. Il s'agit avant tout de permettre aux familles d'exprimer leurs inquiétudes, avant que celles-ci débouchent sur une véritable angoisse, comme évoqué plus haut, et, par la suite, un blocage.

Souvent, cette expression n'est pas spontanée, et s'adresse à un « tiers acteur », c'est-à-dire à un membre de l'équipe qui ne travaille pas au quotidien avec la personne âgée. Ce « tiers acteur » est particulièrement proche de la direction, dont l'objectif sera alors de répondre ou de restituer les demandes formulées en termes d'inquiétudes par la famille. Il sera alors nécessaire que l'équipe ait avec sa direction de réels rapports de confiance, lesquels sont déterminants pour faire vivre le projet. Aujourd'hui, le « tiers acteur » apparaît de plus en plus dans les structures en la personne du psychologue.

Le psychologue est encore mal identifié dans les établissements. De qui est-il le psychologue : de la personne âgée, du personnel, de la famille ou de tous à la fois ? La diversité des cibles montre toute l'ambiguïté de la fonction. Notre pratique tend à nous faire penser qu'il est le formalisateur des problèmes de l'ensemble de ces cibles. Sans entrer ici dans un débat difficile, on peut tout de même se poser la question de sa formation initiale : est-il « clinicien », « social », psychologue du travail ou encore psychosociologue ?

La notion de décodage doit aussi amener le personnel à s'interroger sur ses propres représentations de la vieillesse, de la mort ou encore, pour faire référence à une angoisse de plus en plus fréquente dans les établissements, de la démence. Une réappropriation de ces angoisses permettrait de fournir des réponses aux familles avec la distance qui sied aux circonstances.

On peut aussi analyser l'intention qui sous-tend le décodage des discours familiaux quand il ne s'agit pas d'exprimer une angoisse, mais un désir de parler de son parent. On défend dans le présent ouvrage la notion de « fichier d'histoire de vie du résident ». L'expression de la famille peut être en ce sens un excellent moyen pour aborder avec elle l'histoire de son parent. Il faudra donc, en équipe, réfléchir aux outils que l'on se donne, à travers ce décodage des dires, pour « entrer » dans la vie privée du résident, cela dans le respect de la déontologie et du secret professionnel. Cet aspect touche directement les modalités d'une insertion de la famille dans les pratiques du personnel.

Réflexions sur l'insertion de la famille

Si le rôle de dynamisation de la famille est bien compris par le personnel, il faut désormais lui trouver une signification et une place dans les pratiques de l'équipe, afin qu'elle puisse contribuer à faire vivre le projet. Un certain nombre d'actions peuvent être menées avec la famille, mais il faut chaque fois tenir compte de son désir et de ses possibilités d'investissement : la place de la famille est avant tout une place « proposée », avant même d'être une place naturelle. Cette précaution permet de dire que la famille n'est pas là pour « faire à la place » du personnel, mais pour donner plus de sens au résident sur ce qui est fait, ou accomplir des tâches qui, de toute façon, ne sont pas du ressort du personnel, pour différentes raisons.

La première invitation à participer concerne certaines activités quotidiennes, comme les toilettes ou les repas. Ce sont là deux propositions sensibles car, généralement, ce travail paraît appartenir en propre au personnel. Il faut toutefois analyser le bien-fondé de certains arguments selon lesquels, avec l'entrée en institution, la famille et ses ascendants se sentent frustrés d'une relation qu'ils avaient maintenue sur la base de cette pratique. Il est bien évident que le fichier de l'histoire du résident va devoir d'emblée intégrer cette réalité, et que toute l'organisation de l'établissement en tiendra compte.

D'autres tâches moins « impliquantes » peuvent être suggérées comme la participation à des fêtes, l'élaboration du calendrier des animations, la contribution à la décoration de la chambre ou encore l'accompagnement lors de sorties ou de promenades...

Un troisième registre d'intervention possible s'appuie sur le fait (que le personnel doit toujours expliquer à la famille) que certaines pratiques doivent faire l'objet d'une grande vigilance de la part de la famille. Il lui sera ainsi conseillé de s'assurer que le téléphone soit toujours à portée de main du résident, le personnel n'ayant pas systématiquement cette attention pour un geste qui touche avant tout au lien résident-extérieur. En effet, le personnel, très attentif à tout ce qui permet au résident de communiquer à l'intérieur de la structure, peut parfois omettre des détails qui favoriseraient le contact externe. C'est là une hypothèse assez régulièrement vérifiée.

Dans le même esprit, on peut charger la famille de veiller à tout ce qui permet au résident de préserver son lien social : l'accompagner à la boîte aux lettres, l'aider à la rédaction de son courrier et l'encourager à écrire, s'il en a la possibilité. Cette incitation sera mieux reçue si elle vient de la famille que si elle émane du personnel. La famille peut également apporter l'album photo de tous ses souvenirs et le commenter avec le résident, très souvent porteur d'anecdotes inconnues ou oubliées des descendants. Sur ce plan, le personnel doit repréciser l'une des fonctions de l'établissement qui est un lieu où peuvent s'organiser des rencontres.

Notre développement vise avant tout à faire prendre conscience que famille et personnel sont interdépendants, même s'il existe des champs d'intervention où le personnel est presque seul face à la responsabilité de faire vivre le projet de l'établissement.

La réalité humaine du résident

Une vie qui continue

Le résident se définit avant tout comme un être en fin de vie. Cette réalité doit accompagner la construction du projet de vie. La première question qui surgit alors est celle de l'insertion de la vie dans la mort.

Il est indéniable que tout être humain entrant en institution matérialise objectivement la fin de sa vie. Trois raisons expliquent cet état de fait : la première est environnementale (présence du personnel « soignant » en particulier, mais aussi densité de personnes âgées vivant dans le lieu) ; la deuxième est médicale (on entre rarement volontairement dans une institution) ; la troisième est statistique (le taux de mortalité est presque de 100 % dans les établissements). Ainsi, la personne âgée se trouve dans un contexte de « mort annoncée[8] ».

Vient s'ajouter un quatrième aspect, fondamental quand on aborde le projet de vie. Il s'agit de l'état psychologique de la personne âgée, depuis qu'elle sait l'inéluctabilité de son passage en établissement jusqu'à son entrée effective.

Cette étape revêt une valeur initiatique dans la mesure où elle est la résultante d'une vie, et que cette vie a débuté bien avant la formalisation dans le nouveau modèle institutionnel. Nous avons affaire à un individu qui continue à exister à travers ce qu'il fut, avec cette dimension nouvelle mais essentielle qui l'a fait passer d'une sphère privée,

---

8. Le concept de « mort annoncée » appartient à R. Vercauteren, ainsi que celui de « bilan de vie ». L'un et l'autre ont été développés dans l'ouvrage *Faire vivre le projet des établissements pour personnes âgées*, Toulouse, Érès, coll. « Pratiques du champ social », 1999, chapitre 2.

intime, à une sphère publique, collective. Dans ces circonstances, le résident est un être en rupture. S'impose alors un mécanisme d'adaptation au sein duquel le projet de vie prend tout son sens.

Le résident est ainsi inscrit dans une autre histoire que la sienne, qui va le confronter collectivement à d'autres lui-même – autant d'images de la mort annoncée. Il garde en lui ce qu'il possède de plus intime, cette vie antérieure qui constitue à la fois son secret et le meilleur moyen de le connaître. Le projet de vie, qui vient s'insérer dans ce contexte, est donc situé aux confins de ce qui peut être dit et ce qui ne peut pas l'être, provoquant une certaine ambivalence dans l'approche de la personne.

Chercher la vie antérieure, pour mieux gérer le présent du résident, demeure un des objectifs centraux du projet de vie. Le passé correspond à une somme de pertes qu'il est parfois difficile d'inscrire dans un nouvel ordre interne, indissociable de la vie en institution. Ce dernier mode d'existence représente ainsi à la fois la résultante et l'ultime réceptable des pertes de la personne.

Pour mieux comprendre la personne âgée devenue « résidente », il faut être bien conscient que la reconnaissance des pertes additionnées apparaît comme un chaînon essentiel de l'adaptation de l'individu.

Le traumatisme des pertes

Si la « perte » en elle-même n'est pas destructrice de la personne, mais forme plutôt une étape qui la construit, il existe toutefois une perte essentielle, celle du « chez soi », qui constitue un élément de la dégradation de l'être. En effet, le nouveau « chez soi » de la personne âgée est aussi « chez les autres ». L'un des objectifs du projet de vie consistera donc à restituer, dans ce « chez les autres », une place au « chez soi ». Faute de cette prise de conscience, le projet de vie risque d'être dénaturé. Il paraît donc fondamental de bien saisir ce qui est de l'ordre de la perte chez le résident.

La perte du domicile d'origine correspond au déclencheur de l'histoire de la personne. Il s'agit d'un mouvement généralement brutal, car le passage en établissement est rarement préparé, même s'il a pu être envisagé au préalable. L'intensité de ce déclencheur est, quant à elle, exacerbée par le côté définitif du passage en institution.

Le projet de vie doit en conséquence s'interroger sur les moyens à mettre en œuvre pour amoindrir les effets traumatiques du passage (dans un premier temps) et pour accompagner par la suite la reconstruction de l'individu.

La notion de « perte » est toujours à placer en parallèle avec celle du choix. En effet, choisir revient à éliminer une partie d'un tout. La « chambre » qui abrite le résident dans l'établissement a une superficie moyenne de 20 m² (norme pouvant varier d'un pays à l'autre). Faire entrer les biens et les objets de la personne âgée dans ce lieu de vie devenu exigu suppose un véritable partage « par anticipation », toujours traumatisant. Si la personne âgée prend quelque plaisir à donner certains de ses biens, elle ressent en même temps un déchirement en se séparant de ce qui faisait auparavant son univers.

Le choc atteint son paroxysme quand disparaissent les éléments de la vie quotidienne, mobilier, vaisselle et bibelots tout particulièrement. La vie de tous les jours s'efface ainsi, brutalement. Les objets refusés par les descendants devront être vendus. D'autres objets, chargés affectivement, ne peuvent plus avoir leur place dans la chambre du résident. Tout cela équivaut à faire un tri dans sa propre histoire, dans sa vie, dans ses souvenirs.

Partant de ce constat, il nous est apparu nécessaire de promouvoir un outil qui reprenne cette histoire du résident, afin de mieux répondre à ses besoins. Dans cette optique, nous avons créé un « fichier de l'histoire de vie du résident[9] ». Il s'avère dès lors indispensable de se pencher sur ce parcours d'une existence, commencé bien avant la seule « réalité » ou la seule « actualité » observée dans la maison de retraite. Cette histoire permet de dresser le bilan de vie, qui doit faire l'objet d'un accompagnement dans les établissements.

Accompagner les bilans de vie

La notion de bilan[10]

La mort, fonction ultime de la vie, doit être conçue comme une fin, une limite, un achèvement, du moins quand elle survient à des âges socialement « acceptables ». Il est donc logique, suivant cette représentation sociale, d'aborder la mort de la personne âgée dans

---

9. Le terme « fichier du résident » appartient à R. Vercauteren *et al.* Il a été pour la première fois décrit dans l'ouvrage *Construire le projet de vie en maison de retraite*, Toulouse, Érès, coll. « Pratiques du champ social », 1993, en collaboration avec Marie-Christine Vercauteren et Jocelyne Chapeleau.

10. Notre approche de la notion de bilan ainsi que la typologie qui suivra appartiennent, dans leur construction et leur mise en pratique, à l'équipe de recherche de l'Institut de gérontologie de l'Ouest, sous la direction de R. Vercauteren. Toute utilisation de cette typologie implique une référence à ces auteurs.

un contexte de « normalité », lui ôter son sens dramatique sans nier pour autant l'intensité des réactions affectives qu'elle provoque dans l'environnement et parmi les proches.

L'âge introduit la mort comme la résultante de la vie, et non comme une injustice de l'existence. De ce fait, la « mort annoncée par l'âge » est généralement préparée et concrétisée par le passage en établissement. Elle prend en ces lieux la dimension d'une réalité, internalisée tant par le personnel que par le résident.

Ce mécanisme d'internalisation peut schématiquement se définir comme l'acceptation « en soi » d'un élément externe, en lui donnant une signification « pour soi ». On lui attribue ainsi une valeur, un sens, une objectivité. Ce passage d'une extériorité (la mort comme hypothèse) à une intériorité (la mort devenue objective) s'effectue grâce à un travail de confrontation entre ce que nous sommes, croyons être, voudrions être et, au-delà, ce que les enseignements de la vie nous permettent objectivement de penser ou de croire de nous-mêmes.

Se dessinent ainsi les contours d'un processus de mise en place d'un bilan. Ce dernier consiste en une évaluation des résultats, selon un certain nombre d'enseignements et d'explications qui nous sont apportés.

Nos observations nous ont conduits à relever chez le résident un désir de parler de la mort sous la forme de bilans multiples, bien que parfois le terme de « mort » soit lui-même occulté. Le bilan sanctionne et illustre un parcours en le faisant vivre ou revivre, de sorte qu'émergent les points saillants qui lui donnent son sens. Un bilan est toujours ancré dans une histoire, c'est-à-dire un passé qui lui confère à la fois sa raison d'être et une véritable dimension. Il appartient ensuite à tout acteur qui en a la possibilité d'en faire ce qu'il souhaite : interpréter par lui-même ses enseignements, les déformer, chercher à les faire justifier ou reconnaître par d'autres que nous nommerons des « tiers acteurs », leur donner vie (heureuse ou douloureuse) au gré de sa propre subjectivité ou logique.

Dans le cas des personnes âgées, le tiers acteur susceptible de cautionner ou de contredire cette interprétation est la famille, quand elle est présente et capable de comprendre le fonctionnement de son aîné, ainsi que le personnel de l'établissement, et notamment les bénévoles spécialisés. Le bilan devient dans ce contexte un espace de communication, souvent fait de paroles mais parfois aussi de silences et d'inductions gestuelles, qui formalisent la fin de la vie en la reliant à des étapes du passé. C'est la compréhension de ce phénomène qui autorise l'accompagnement de la fin de la vie.

Notre développement met en évidence le fait que la mort, pour logique qu'elle apparaisse dans le parcours de la vie, est avant tout le déclencheur d'une réflexion importante, largement initialisée par le passage en institution, qui marque objectivement une fin. L'établissement acte la réalité de la mort, car c'est en ce lieu qu'on l'attend. En le désignant comme la dernière demeure terrestre, on lui a en effet attribué le rôle implicite de « lieu où se formalise le bilan », ce qui ne saurait signifier pour autant que la mort y est systématiquement « appelée ».

Comme « logique d'achèvement », la mort ne constitue pas en tant que telle un traumatisme pour la personne âgée, mais elle n'en reste pas moins un moment de doute sur l'au-delà. C'est bien ce qui provoque ce temps de parole que nous avons appelé « bilan ».

Notre monde occidental caractérise les individus (et tout particulièrement les plus âgés), d'après une croyance en un dieu qui présuppose une vie après la mort, cette vie se trouvant associée à un au-delà qualitatif (entre enfer et paradis), soumis à certaines conditions de vie terrestre[11]. Ces dernières sont de nature à inquiéter, ou à faire douter, la personne âgée qui sent sa fin proche. Elle voudra justifier certains de ses actes ou comportements devant l'Éternel. En effet, elle est en droit de se poser des questions sur son existence et de s'interroger sur l'interprétation qui sera faite de sa vie dans l'au-delà. Pour le « non-croyant », s'il existe, ou le « croyant en une autre approche de la vie », le bilan garde toute son importance : à défaut de rendre des comptes à un dieu hypothétique, c'est à sa descendance qu'il veut transmettre son expérience, afin que son existence ne soit pas oubliée. Sa vie pourra être en effet source d'éternité, à condition d'apparaître aux yeux des autres soit exemplaire, soit digne du souvenir de ceux qu'il laisse. Ainsi sera accompli le dicton arabe suivant lequel : « Nul ne meurt s'il reste dans le souvenir de ceux qui restent. »

La notion de « bilan », par-delà l'approche théorique, semble appartenir aux textes les plus anciens, et notamment, pour notre monde occidental, les textes bibliques. Le « bilan » d'Abram (Abraham) est ainsi relaté[12] : « Abraham donna tous ses biens à Isaac. Il fit des dons aux fils de ses concubines, et, tandis qu'il vivait encore, il les envoya loin de son fils Isaac. » On trouve dans ce bilan deux éléments majeurs, le premier étant la hiérarchisation de la

11. Nous ne rentrons pas ici dans l'interprétation gnosique de l'évangile de Thomas car, si la notion de résurrection est soumise à examen à travers lui, le fond divin ne l'est pas.

12. Genèse 25-5/6.

transmission : on donne d'abord à ceux qui sont les plus chargés affectivement, ceux qui sont les mieux à même, potentiellement, de poursuivre l'œuvre, c'est-à-dire le souvenir, et donc d'assurer l'éternité. Il importe, dans un second temps, de confier au plus aimé les choses essentielles : après s'être acquitté du minimum qu'il pouvait donner aux « fils de ses concubines », Abram les éloigne pour continuer à transmettre au préféré, Isaac. Ce legs quitte alors le domaine matériel (les « biens » et les « dons ») pour atteindre une dimension spirituelle dont va bénéficier Isaac, mais tout cela se passera sans témoin. Ainsi en est-il des résidents en établissement, pour qui cette dernière transmission constitue le véritable bilan, et que nous nous devons d'entendre, sur ce principe de la confidentialité ou de l'intimité.

Un autre texte biblique présente un aspect différent du bilan. On peut évoquer notamment le mécanisme de transmission de Jacob [13] : « Lorsque Jacob eut achevé de donner ses ordres à ses fils, il retira les pieds dans son lit, et expira. » Nous sommes face à deux dimensions de présentation du bilan. La première consiste à se présenter « vivant » pour faire le bilan, attestant les responsabilités que l'on prend par la solennité de l'acte. Ainsi, Jacob s'était levé devant ses fils pour leur délivrer son message. Il y a là un côté exceptionnel de la transmission. Mais la transmission est également présentée comme un « ordre », au sens de « mise en ordre », et aussi d'irrévocabilité, de non-remise en question de l'objet. La personne qui va mourir aime à savoir qu'il en sera fait selon sa volonté, car il s'agit de sa dernière affirmation avant de disparaître.

Parmi les très nombreux textes bibliques auxquels il est possible de se référer, nous citerons encore le testament de David [14]. Celui-ci associe plusieurs dimensions du bilan, les unes formalisées par des conseils moraux (« Tu prospèreras si tu as soin de mettre en pratique les lois ») et les autres par un retour référentiel au bilan de son œuvre, qu'il valorise : « Par mes efforts, j'ai préparé… »

Faire vivre le projet de l'établissement passe donc par la compréhension du processus qui conduit à la mort. Ce processus incite l'individu à vivre jusqu'au bout, du fait de sa reconnaissance comme porteur d'une « richesse » à transmettre. C'est cette richesse qu'il expose à l'issue d'une sorte de tri effectué durant le bilan. Dans un monologue dont il veut que nous soyons les témoins, le résident nous indique le chemin à suivre pour l'accompagner vers la fin de sa vie, en quatre étapes spécifiques qui constituent autant de « bilans ». Ces

---

13. Genèse 49-33.
14. Dans Chroniques 22/1-19.

derniers peuvent être successifs ou s'entrecouper car un individu est un être global, associant de multiples dimensions simultanées.

Le bilan de vie

Il s'agit d'un bilan initialisé par le passage en institution. Il correspond à l'analyse de sa propre vie par la personne âgée, qui la scinde en « étapes ». Le passage en établissement collectif reflète à ses yeux l'ultime étape. Elle le situe donc objectivement dans un contexte de mort annoncée, qui n'est désormais plus une hypothèse, mais une certitude.

Accompagner la fin de vie à partir du repérage de ce bilan demande au personnel de se focaliser sur les étapes successives affrontées par le résident et qui ont dû lui fournir les moyens de résister aujourd'hui à ce qu'il ressent généralement comme une « injustice », contre laquelle il ne possède plus le potentiel nécessaire pour réagir. Nous sommes alors devant une personne éteinte car incapable de résister au système qui l'a conduite en ce lieu ou, inversement, une personne revendicatrice. Dans ce cas, l'injustice ressentie s'exprime par une révolte, notamment contre sa famille, qui ne lui a pas accordé asile.

Le bilan existentiel

Le bilan existentiel interroge, pour sa part, la personne âgée sur son utilité. C'est donc le sens de la vie qui est mis en exergue. Le sentiment d'inutilité domine légitimement : il n'est généralement plus rien demandé à cette personne.

L'accompagnement de ce bilan doit passer par une prise de conscience du personnel que l'environnement du résident devient soit hostile, soit indigne de lui. Le comportement du résident se justifie par une intense réflexion interne, un retrait à l'intérieur de lui-même, avec peu d'échanges avec l'environnement. Le personnel doit respecter ce silence, car il n'est pas appelé comme témoin du bilan en train de se construire, sauf sur des points très précis auxquels chacun peine souvent à répondre. Ainsi les quelques questions tourneront-elles autour d'une interrogation sur l'au-delà et ce que l'on pense que l'on va y trouver. Par cette étape, la personne âgée se prépare à être confrontée à cet inconnu qu'elle appelle, ou qu'elle se représente, sans d'ailleurs en ressentir une réelle inquiétude, ou du moins sans en être profondément déstabilisée. On observe alors une sorte de paix intérieure avec un travail personnel important, mais peu communiqué vers l'extérieur.

Le bilan d'anticipation

Le résident se recentre, avec le bilan d'anticipation, sur la qualité de sa vie passée. Il passe en revue ses actes et comportements qui feront ou non que l'accueil dans l'au-delà correspondra à ses attentes. Dans ce cas, le personnel peut être pris à témoin, devenant ce « tiers acteur » que l'on va ériger en « arbitre » de la situation.

L'écoute attentive et conciliante doit dominer dans le comportement du personnel, ce qui peut se révéler difficile devant l'attitude fluctuante du résident. En effet, ce dernier oscille régulièrement entre deux certitudes : celle qui le conduira vers un paradis, et celle qui ne lui laissera de passage qu'en enfer, ou tout au moins vers un purgatoire qu'il a du mal à se représenter. Le concept du purgatoire est en fait très ambigu pour une personne âgée, puisqu'elle en ignore les modalités d'entrée (la notion d'intensité de la faute n'est jamais très claire) d'une part, et que, d'autre part, toute son existence a été marquée par la dichotomie du bien et du mal, où les intermédiaires n'ont que peu de place.

Ce bilan se présente ainsi sous la forme d'une anticipation du passage vers la mort, anticipation qui présente plusieurs scénarios possibles habitant parfois de façon simultanée la personne âgée.

Le bilan de transmission

Le bilan de transmission consiste, pour la personne âgée, à dresser l'inventaire de ce qu'elle peut laisser sur terre, et tout particulièrement à ceux qu'elle a le plus aimés, généralement ses enfants. Ces derniers sont donc « convoqués » à ce bilan, très régulièrement, et souvent malgré eux. En effet, de façon quasi systématique lors de chaque visite, la personne âgée aborde avec eux le « problème » de « quand elle ne sera plus là ». Insidieusement, elle avance cette dimension à travers des dons, souvent anodins d'ailleurs : un plat, un meuble sans grande importance, des photos, des ustensiles de ménage... Elle ne manque pas d'ailleurs de préciser que, plus tard, elle pourra donner beaucoup plus, sous-entendu « quand plus rien ne la retiendra » à ces objets, dont le principal est souvent le logement qu'elle a pu acquérir durant son existence.

Le bilan de transmission est aussi un test pour cette personne qui arrive parfois à se demander si l'objet de ses choix est le bon. Cet aspect se matérialise parfois par une succession de testaments déposés officiellement.

Toutes ces étapes du bilan de transmission relèvent d'un choix intime, personnel, mais assez paradoxalement très partagé entre le résident et le personnel de l'établissement. Sont généralement concernées une ou deux personnes « élues » par le résident parmi tous les membres de l'équipe qui travaille autour de lui. Souvent, il concentre ses attentions sur une personne précise, à qui il va faire ses confidences à l'exclusion de toutes les autres. La disponibilité du personnel est donc requise pour observer les signes de confiance dont va témoigner le résident envers cette personne élue, qui va devoir faire preuve d'une écoute participative, mais discrète. Le personnel est en effet pris comme *témoin* des choix du résident, qui essaiera de se rassurer sur les membres de sa famille auxquels il destine le bénéfice de sa transmission.

Ce moment est non négligeable pour la personne âgée qui est, pour une des dernières fois de sa vie sans doute, confrontée à un choix, dont elle seule a la clef. Elle reprend ainsi une certaine importance, et retrouve sa place comme citoyen ayant le droit de décider. Cette position marque une pause dans ses bilans existentiels et d'anticipation, et s'accompagne d'un temps de sérénité où elle se considère à nouveau comme un être humain à part entière.

Afin de parfaire les comportements du personnel devant ce phénomène de « mort annoncée », il paraît fondamental de s'interroger de façon plus approfondie sur l'histoire de la personne.

De l'histoire de la personne à son passage en établissement

L'histoire individuelle et collective des hommes doit se comprendre comme un texte à déchiffrer[15]. Ainsi, pour Dilthey, il existe une chaîne causale qu'il faut remonter pour mieux appréhender et expliquer les choix ou les situations des individus. D'où tout l'intérêt de comprendre la personne âgée quand elle arrive dans l'institution, afin d'éclairer certains de ses comportements. Mais nous montrerons également que l'approche d'un résident par son histoire évite de se focaliser sur la seule symptomatologie, au profit d'une explication plus large, prenant en considération les ruptures vécues par l'individu.

Notre choix d'évoquer l'histoire de cet individu au moment du passage en institution n'est donc pas sans signification par rapport aux pratiques du personnel. Connaître l'histoire de la personne ne relève pas seulement d'un objectif d'éclaircissement des comporte-

15. Cet aspect de la conception de Schleiermacher, que l'on trouve dans *Monologues*, sera par la suite repris et approfondi par Dilthey, dans *Introduction aux sciences de l'Esprit*, qui soutient que l'histoire à un « effet de sens » permettant de reconstituer les choix individuels.

ments, mais aussi d'une approche phénoménologique, qui vise à concevoir l'être humain comme capable d'expliquer sa situation présente, hors de toute pression ou tout déterminisme extérieur. La théorie de Diltheynous amènera en outre à démontrer que cette compréhension de la personne âgée, loin de reposer uniquement sur l'explication des mobiles qui l'ont poussée à passer en institution, tient compte aussi de ce qui, dans son histoire, a permis qu'elle accepte cette situation. En ce sens, nous dirons que nous cheminons de l'histoire de la personne à l'anecdote de son passage en institution. À partir de là, nous sommes directement conduits à nous interroger sur les spécificités de l'histoire individuelle pour décrire le mécanisme d'adaptation ou de frustration qui amène la personne âgée à prendre une signification au sein de la maison de retraite.

Créer un fichier du résident

Pourquoi un fichier du résident ?

Le fichier d'histoire de vie du résident constitue un outil indispensable, un axe central, sur lequel s'articulent les pratiques professionnelles de l'ensemble de l'équipe car, si l'on ne connaît pas la personne âgée, et donc son histoire, nos actions n'ont pas de sens.

La construction de cet outil de travail doit faire l'objet d'une réflexion collective, afin d'impliquer chaque membre du personnel dans son utilisation. L'objectif est bien d'appréhender globalement chaque résident, en tant qu'individu à part entière.

Pour nous, la notion d'individu à part entière doit être clarifiée car elle est toujours trop utilisée sans que l'on sache vraiment ce que l'on met derrière. De façon rapide, on dira que le concept d'individu à part entière s'oppose à celui de parcellisation de l'individu qui a dominé (et continue à dominer) dans le milieu médical. Ainsi, un malade souffrant du cœur, par exemple, s'il doit être traité en cardiologie (prédominance de l'organe par rapport à l'individu tout entier), est susceptible de bénéficier d'autres soins, notamment psychologiques. Cette notion de parcellisation doit – malheureusement – beaucoup à l'approche du besoin telle que nous l'avons conçue à partir de la pyramide de Maslow, parce qu'elle aborde ces besoins de façon pragmatique en respectant une logique très cartésienne. Or, suivant notre conception, l'être humain est autre chose qu'une juxtaposition rationnelle d'organes, ou encore qu'un simple stratège qui assouvit mécaniquement ses besoins. Il est avant tout la résultante d'un parcours de vie (sa vie), composé de ruptures et de nouveaux départs, sans cesse reconstruit sur son seul désir de vivre.

Le but de notre outil « fichier du résident » est d'inscrire la démarche de travail dans une optique de qualité de services et d'amélioration de cette qualité, centrée sur l'identité du résident, lui-même représenté par son parcours de vie pris globalement, et différencié ainsi des autres personnes âgées de la structure.

Sa finalité suppose d'enregistrer des informations d'ordre social, psychologique, environnemental, en relation avec les événements importants qui ont pu marquer l'histoire de la personne. Cela n'exclut pas la présence d'autres éléments, comme ceux touchant à la santé, dans la mesure où l'on respecte le secret (ou la discrétion) en la matière. Il ne s'agit pas de répertorier des données indiscrètes, voire intimes, qui ne regardent que la personne ou sa famille, mais de se situer dans une démarche professionnelle dont le but ultime est d'améliorer, d'adapter, d'individualiser et de personnaliser chaque action auprès de chaque résident. Par ailleurs, le mode d'établissement de ce fichier permet d'impliquer la personne âgée elle-même ainsi que sa famille dans la constitution du recueil, ce qui renforce les liens sociaux et les échanges.

Enfin, le fichier est en construction permanente, afin d'intégrer au fil du temps les informations confiées par les personnes et leur famille, et au-delà, toutes les informations qu'il est possible d'obtenir au quotidien.

Un des objectifs de cet outil consiste à élaborer une « stratégie préventive » et d'anticipation des dépendances : le moment venu, les informations recueillies permettront à l'équipe de mieux répondre aux différents besoins de la personne âgée.

Par conséquent, le fichier doit être à la portée de l'équipe tout entière. Ce n'est pas un document administratif. Il doit être utilisé comme un « outil dynamique » faisant partie intégrante d'une organisation et au service d'objectifs de travail centrés sur la personne âgée. Celle-ci ne peut se contenter en effet de « résider » dans l'établissement. Elle doit aussi y vivre en tant que personne.

On soulignera également que le fichier, par sa nature, est l'outil qui facilite les transmissions entre des personnels qui ne seraient là que temporairement (les « remplaçants », ou encore les personnes employées sous contrat temporaire, à durée déterminée ou saisonnier). En effet, puisqu'il est leur est facile de le consulter, ils sont en mesure de connaître très rapidement la population à laquelle ils ont affaire, surtout si certaines des données les amènent à interroger le personnel permanent.

Les membres de l'équipe permanente en saisissent pour leur part tout l'intérêt quand, après des vacances ou un congé de maladie, ils reviennent dans la structure et font le point sur ce qu'est devenu tel ou tel résident.

Globalement, ce fichier permet d'éviter de graves erreurs psychologiques dans la façon d'aborder un résident, et de choisir des animations et activités en rapport avec ses souhaits, ses possibilités et ses compétences.

Pour ce qui concerne l'équipe, l'existence du fichier favorise la création d'un esprit de rencontre, centré sur des pratiques professionnelles, avec, parfois, une répartition des tâches plus en rapport avec les compétences de chacun. On sait combien cet esprit d'équipe est nécessaire pour faire vivre le projet.

Tout outil de travail, si bon et utile soit-il, pose cependant quelques difficultés à l'usage, qu'il paraît important d'expliciter.

Les difficultés liées au fichier

Le fichier de vie pose un double problème : celui du recueil initial des informations, c'est-à-dire lors de l'arrivée du résident, voire en amont, puis, par la suite, celui de son actualisation.

On peut contourner le premier obstacle en évitant de s'enfermer dans une pratique de recueil des données ressemblant à un « interrogatoire policier » (nous effectuons une évaluation des besoins et non une enquête), et en se disant que la personne âgée n'est pas nécessairement la seule à pouvoir fournir des informations sur elle. Si un membre de la structure vient rendre visite au futur résident en amont, il pourra d'emblée constater ce qu'est son lieu de vie, et en tirer certaines conclusions sur ses modes de vie. Par ailleurs, très souvent, une personne âgée livre plus facilement certains de ses « secrets » dans le contexte de son domicile. Une rencontre avec la famille à ce moment-là peut permettre de collecter utilement certaines données, ce d'autant que les familles, souvent culpabilisées et soucieuses d'offrir à leur aîné la meilleure intégration possible, ne vont pas hésiter à échanger sur l'histoire de sa vie [16]. Les voisins constituent aussi une bonne source d'information, mais surtout sur une histoire récente.

Quant à la seconde difficulté, qui touche à l'actualisation (ou au suivi) du fichier, le problème est totalement différent : l'actuali-

---

16. On pourra se reporter à notre ouvrage *Évaluer la qualité de la vie en maison de retraite*, qui cerne cette problématique, en donnant notamment les moyens de construire un guide d'entretien avec un futur résident en se rendant à son domicile.

sation se fera si le personnel a compris l'intérêt d'un tel fichier, et si, parallèlement, la direction a elle-même donné une dimension opérationnelle à un tel outil. En effet, s'il s'agit d'« un travail en plus » et non d'« une tâche obligatoire » parce que nécessaire, le fichier n'a aucune chance de survivre à la première étape et restera du domaine de l'intention. L'actualisation nécessite deux phases distinctes :

– des rencontres obligatoires en équipe, surtout valables pour des résidents ayant peu d'évolution de leur état dans l'année. Une réunion d'équipe est souhaitable pour que chacun des agents puisse se remémorer certains aspects de la personne âgée dont elle a la charge. La périodicité annuelle est généralement suffisante ;

– des rencontres plus pragmatiques, correspondant aux moments de rupture du résident avec ses habitudes, soit à partir d'une maladie bénigne (mais qui pourrait évoluer vers une pathologie plus grave, ou syndrome de glissement), soit plus simplement à partir des seuls effets du vieillissement qu'il n'accepte pas. Dans ce cas, le fichier a valeur d'observatoire de l'évolution de la personne, par rapport à son environnement ou à sa participation à certaines activités.

Par ailleurs, il convient de souligner que, si le fichier apparaît comme un outil de travail incontournable à l'équipe (mais c'est souvent l'infirmière qui doit le rappeler), il doit être facilement accessible. Le lieu de sa consultation doit être connu de tous, et ouvert à tous, ce qui limite parfois son contenu sur des aspects qui doivent rester discrets. Est ainsi mise en évidence la nécessité de trouver un support adapté, avec des fiches qui puissent en être extraites régulièrement pour être mises à jour. La question de l'utilisation de ce fichier au quotidien ne manque donc pas d'être soulevée.

Comment utiliser le fichier ?

Au sein des équipes, le fichier n'a souvent pas pris la place qu'il aurait dû. Il est alors considéré comme une contrainte, et non comme une aide à l'amélioration de la qualité des pratiques. Contraignant, il l'est assurément, parce qu'il suppose l'actualisation chaque fois que le personnel observe une rupture chez la personne âgée. Contraignant, il l'est aussi parce qu'il demande à être consulté régulièrement. Contraignant, il l'est enfin parce qu'il impose une rigueur de travail mettant en œuvre des analyses que nous appellerons « diagnostics », loin d'être aussi complexes cependant que l'on pourrait imaginer, surtout si une formation été associée à l'utilisation du fichier[17].

Ces contraintes sont toutefois sans commune mesure avec le bénéfice que cet outil apporte dans l'approche qualitative du résident. Nous dirons simplement que le fichier est avant tout une autre façon de concevoir son travail, en mettant en application ce concept de base de tout projet de vie qu'est l'individualisation des pratiques.

Véritable « bible » du personnel, il retrace, en les mettant en exergue, tous les aspects que le personnel se doit de connaître à propos du résident afin de l'aborder avec humanité. Rappelons également que le personnel temporaire, nouvellement arrivé ou de retour de congé, est susceptible d'y trouver tous les éléments de l'histoire qui lui sont nécessaires dans sa pratique.

La meilleure utilisation du fichier repose sur un réflexe qui ne peut être acquis que si l'on a compris préalablement l'intérêt de l'outil, que nous nous sommes attachés à démontrer.

Ce réflexe est celui de l'inscription sur la fiche d'un résident dès qu'apparaît un élément pouvant faire l'objet d'une note intéressante sur son parcours de vie. Il est donc nécessaire d'expliquer au personnel ce qu'il est « intéressant » de connaître d'un résident. Dès lors l'habitude se prend rapidement. De ce fait, il est bon que ce fichier soit sous la responsabilité d'une infirmière, qui peut jouer le rôle de filtre des informations à inscrire.

Une fois connu ce qu'il faut inscrire dans ce fichier, il est indispensable de mettre à la disposition du personnel le contenu qu'il devra exploiter, soit à partir d'une interprétation personnelle, soit à partir d'une réflexion en équipe, soit encore après un échange avec l'infirmière ou, le cas échéant, avec le psychologue affecté à l'établissement.

Afin de permettre l'accès aux informations essentielles, les fiches retirées d'un support central seront rangées en un lieu connu de tous. La charge incombe au personnel de venir consulter quotidiennement ces « fiches extraites » et de les utiliser avec tout leur savoir-faire. Dès qu'une fiche n'a plus de raison d'être utilisée au quotidien (parce que la pathologie, ou le « risque », ou encore l'étape marquante a disparu...), elle doit rejoindre le support central. Si des notes doivent être ajoutées en fonction de l'évolution de la personne, il est bon de les reporter sur une feuille volante qui sera reprise par une seule personne, qui la recopiera, suivant son importance. Il s'agira généralement de l'infirmière.

17. Voir le chapitre 6 du présent ouvrage, relatif à la notion de « diagnostic ».

Nous livrons dans les lignes qui suivent le schéma d'un « fichier de l'histoire de vie du résident » qui formalise le mode d'utilisation de cet outil. Ce schéma est le résultat d'une évolution sur plusieurs années, ce qui nous permet de dire qu'il résulte d'un choix, et non d'une option initiale parfaite. Chaque structure pourra se faire sa propre idée à partir de notre description, et ne pas en dénaturer ainsi le sens. Tel que nous le proposons, il s'agit d'un document évolutif, de format A4 (support cartonné), replié sur quatre pages, et présentant :

- sur la première page, le descriptif synthétique de la personne ;
- sur la deuxième, le recensement des événements marquants de sa vie, avec les souhaits exprimés pour le moment de sa mort, auxquels peuvent s'ajouter quelques informations médicales non confidentielles ;
- sur la troisième page, les faits ayant été relevés dans l'année (ou depuis l'entrée du résident), synonymes d'une rupture, sinon importante, du moins signifiante pour marquer une évolution de l'état de santé ;
- sur la quatrième page restée vierge, les notes, ou les détails sur les éléments inscrits sur les autres pages. On fera figurer notamment à cet endroit les dates d'actualisation de la fiche, le détail des goûts du résident ainsi que ses modes de vie antérieurs qui ne pourraient pas apparaître en première page.

Annexes

FICHIER D'HISTOIRE DE VIE DU RÉSIDENT

Date : .... Rempli par : ....
Nom : .... Prénom (et/ou prénom usuel) : ....
Âge : .... Lieu de naissance : ....
Marié(e) ❑ Vie maritale ❑ Divorcé(e) ❑ Veuf(ve) ❑ Autre ❑

....

Si non veuf(ve), conjoint résident à : ....
Si décédé, date : ....
Autres décès importants : ....
Profession ou activité exercée : ....
Religion : .... Pratiquant : ....
Date d'entrée : ....
Motifs d'entrée : ....

....

Nombre d'enfants : .... Habitant à : ....

....

Décès : ....

....

Personnes référentes (inscrire les adresses sur la 4e page)

Nom, prénom :	Lien de parenté :	Tél. :	Jour	Nuit
....	....	....	❑	❑
....	....	....	❑	❑
....	....	....	❑	❑

Rythme des visites de la famille : Rythme des visites des amis :

....

....

Médecin traitant à l'entrée :

....

Situation avant l'entrée dans la résidence :

	Oui	Non	
Vivait chez lui (elle)	❑	❑	Soins à domicile (nom de l'IDE) ....
Vivait chez ses enfants	❑	❑	....
Autre	❑	❑	Activité physique : ....
Avait une aide médicale	❑	❑	Activité culturelle : ....
Vivait en ville	❑	❑	Activité manuelle : ....
Vivait à la campagne	❑	❑	Activité extérieure : ....
Avait des voisins	❑	❑	

Sujets de conversation préférés : ....

....

....

Passe-temps préféré : ....
Désire continuer à faire : ....
Souhaits d'animation : ....

Était sourde ❑ Appareil oui ❑ non ❑
Lunettes ❑ Goûts alimentaires spécifiques ❑
....
Déteste ....
Portait prothèse ❑ Quel type : ....
Avait un régime ❑ ....
Avait un animal de compagnie ❑ Devenir de l'animal : ....
Faisait son lit ❑ ....
Gérait son argent ❑ Activités domestiques
Faisait la sieste ❑ encore pratiquées : ....
Se levait à : ....
Se couchait à : ....

Nature apparente à l'entrée :
❑ Fermée ❑ Conviviale
❑ Communicative ❑ Désorientée
❑ Émotive ❑ Anxieuse
❑ Dépressive ❑ Agressive

Mangeait au ❑ Petit-déjeuner
❑ Déjeuner
❑ Goûter
❑ Dîner

FICHIER D'HISTOIRE DE VIE DU RÉSIDENT (page 2)

Faits principaux ayant marqué l'histoire de vie :

Souhaits exprimés à propos de la mort :
❑ Aumônier ou autre : .... ❑ Don du corps à la science
❑ Vêtements : .... ❑ Don d'organes : ....
❑ Retour au domicile : .... ❑ Soins à domicile : ....

INFORMATIONS MÉDICALES IMPORTANTES

- ❑ Morgue : ....
- ❑ Contrat Pompes funèbres : ....
- ❑ Funérarium : ....
- ❑ Observations : ....
- ❑ Crémation : ....
- ❑ Famille : ....
- ❑ Personne à prévenir en cas de décès : ....

FICHIER D'HISTOIRE DE VIE DU RÉSIDENT (page 3)

Cette page peut être présentée horizontalement et être dupliquée en autant d'exemplaires que nécessaire. Le nombre de lignes est libre. Cette fiche doit être revue au moins une fois par an.

Année :		Fiche numéro :
FICHE DE SYNTHÈSE DES ÉVÉNEMENTS MARQUANTS DE L'ANNÉE		
Nom du résident :		
Remplie par :		
Dates	Faits marquants (évolutifs/régressifs...)	Observations
....	....	....
	Ajouter autant de lignes que nécessaire	

Chapitre 2

Éléments pour construire un projet de vie

Les définitions du projet de vie

La notion de projet est très concrète quand elle concerne l'avenir d'un établissement. Elle devient plus floue quand elle traite de la vie d'un individu, car les enjeux sont différents et l'objet humain plus difficile à cerner.

Un projet d'établissement, et en son sein le projet de service, prendra en compte les grandes lignes d'orientation de la structure sur les plans économique, politique, social ou financier. Ce projet ne négligera aucun des éléments matériels qui contribuent à la vie de la structure tout entière.

Le projet de vie est tout autre : il opère de façon transversale dans tous les autres projets pour n'en traiter que les aspects humains. Certes, le projet de vie peut aborder les questions matérielles, mais uniquement quand celles-ci interfèrent avec les aspects humains de la vie dans la structure. Fondé sur des valeurs humaines, il est exclusivement centré sur la personne âgée et tous les acteurs de son environnement. Il lui appartient de gérer les aspects relationnels au sein de la structure, sans se substituer pour autant à l'autonomie décisionnelle de la personne âgée, devenue « résident ». Le principe du projet est d'accompagner, et non de se substituer, de proposer et non d'imposer, de suggérer et non de catégoriser. Son rôle consiste à « prendre soin » de la personne âgée fragilisée, en formant un soutien à la vie.

Le projet de vie ne saurait être enfermant pour le résident, mais il définit pour les intervenants (personnel, bénévoles, famille) les contraintes de leur travail auprès des personnes âgées.

Globalement, le projet de vie constitue la synthèse entre les demandes qualitatives des résidents et la possibilité des intervenants à produire cette qualité. Dès lors, il convient d'aborder la notion de « qualité ».

La qualité de la vie en établissement

La définition de la qualité est assez obscure. Certains auteurs considèrent même que cette notion est tellement subjective que sa mesure est impossible. Allant dans le même sens, nous préférerons l'idée d'évaluation à celle de mesure. De ce fait, nous définirons la « qualité de la vie » plutôt à travers des pratiques, des tendances et des ressentis personnels (souvent associés à une histoire de vie) qu'à partir d'approches académiques.

Dans un précédent ouvrage [1], nous soulignions qu'il serait vain de définir la qualité selon des normes, car elle relève avant tout d'un vécu individuel. Toutefois, évacuer la qualité de la vie sous ce prétexte signifierait qu'il n'existe pas de comportements individuels et collectifs en rapport étroit avec le bien-être de l'individu. En fait, en substituant à la notion de qualité celle du bien-être, nous ne faisons que démontrer l'importance d'une approche individualisée de l'être humain. Il incombe aux acteurs qui interviennent auprès des personnes âgées de définir la qualité, ou, autrement dit, l'environnement pris dans son sens le plus global.

Au sein des établissements, la qualité repose sur une recherche d'équilibre de la part de l'environnement humain. Dans l'évaluation de la qualité, c'est cet environnement qui apparaît au premier plan, c'est-à-dire des pratiques, et non l'objet de ces pratiques. En d'autres termes, s'il est naturel de pénétrer dans une chambre pour prodiguer un soin, la façon de pénétrer dans la chambre va être elle-même déterminante en matière de qualité.

Les indicateurs de la qualité de la vie doivent être identifiés en conséquence le plus finement possible pour être intégrés au projet de vie. Ils constituent autant de clefs qui permettent l'accès à la qualité. Nous pouvons d'ores et déjà en identifier quatre :
- humaniser les pratiques ;
- s'approprier le lieu de vie ;

1. R. Vercauteren *et al.*, *Faire vivre le projet des établissements pour personnes âgées*, Toulouse, Érès, 1999.

– développer des pratiques sociales permettant l'intégration au groupe ;
– aider les relations interpersonnelles.

À partir de ce postulat, il nous faut trouver la méthode qui nous conduise aux pratiques et à leur analyse.

Esquisse d'un projet de qualité articulé au projet de vie

Notre approche de l'articulation entre le projet de vie et de qualité ne peut faire apparaître le projet de qualité qu'assujetti au projet de vie. Toutefois, il ne saurait en être une dimension parallèle. Le projet de qualité fait partie intégrante du projet de vie et en représente la dimension éthique. Nos observations ont montré qu'un projet de qualité, par rapport à un projet de vie, touche pour l'essentiel les pratiques institutionnelles. Alors que le projet de vie se veut global dans la mesure où il interroge la vie de l'individu, ses souhaits, ses désirs, ou ses plaisirs, le projet de qualité se penche, pour sa part, sur l'analyse des comportements professionnels face à la demande des résidents.

À titre d'illustration de cette problématique, nous pouvons proposer le tableau suivant :

Projet de vie	*Projet de qualité*
– Repérage des attentes du résident. – Analyse de la faisabilité des demandes sur un plan individuel. – Cohérence des demandes au regard de la collectivité. – Développement d'outils permettant le recueil d'informations sur la vie du résident.	– Réponses aux attentes par des pratiques adaptées. – Développement de formations en rapport avec les réponses à apporter. – Développement d'outils en rapport avec l'analyse de la qualité. – Mise en œuvre de l'évaluation des pratiques.

Dès lors, nous définirons le projet de qualité comme un ensemble de pratiques éthiques contrôlées par des évaluations. Ainsi, il s'avère nécessaire d'envisager autour de ce projet la production de toute une série d'outils et de réflexions sur la notion d'« être humain », et de partages au sein d'une équipe.

Une double question surgit : la lecture socioculturelle de ce qu'est la qualité de la vie, entraînant une analyse différenciée des pratiques et une réponse individualisée des établissements ; et la professionnalisation des opérateurs de la qualité, avec une attention toute particulière pour ceux qui œuvrent au quotidien auprès des résidents.

Ces deux aspects seront successivement traités tout au long du présent ouvrage.

Éléments méthodologiques pour la construction d'un projet de vie

À propos de méthode

Toute méthode repose sur des outils qui permettent de s'adapter à une situation donnée. La méthode n'existe donc pas en tant que système unique d'approche d'une réalité. Il appartient à chacun de développer la sienne, ou de s'inspirer de méthodes déjà existantes.

Notre propos ne sera pas d'exposer une méthode rigide ; il s'agit d'inclure des données transversales dans un mode d'approche spécifique. Cette orientation est la concrétisation d'une longue expérience, menée dans plusieurs pays européens, attestant de la fiabilité de notre approche[2]. Notre intention consiste donc à codifier les pratiques afin de pouvoir faire évoluer la connaissance dans le domaine.

Au-delà de cette précision, nous souhaitons en préambule expliciter notre démarche en soulignant le fait qu'aucun projet ne peut être appréhendé dans sa globalité s'il n'a été scindé de façon thématique. Le pragmatisme est donc de rigueur, ce qui implique que tout repose sur un choix.

Avant même d'apporter les définitions nécessaires à la compréhension de notre méthodologie, nous pouvons fournir le schéma suivant :

Phase 1 – Initialiser le projet : *création du projet intentionnel.*

Phase 2 – Réfléchir le projet sous forme de valeurs : *création de macroprojets.*

Phase 3 – Éclatement du projet en thématiques diverses : *création de microprojets.*

Phase 4 – Rassembler les macro et microprojets : *création du projet global ou projet de vie.*

---

2. L'IPES a développé, bâti ou accompagné près de 200 projets à ce jour, tant en France qu'en Belgique, et produit quatre ouvrages méthodologiques qui font référence sur ces sujets.

Phase 5 – Mettre en place le projet : *création d'un projet pragmatique.*

Phase 6 – Évaluer le projet : *établir une chronicité de l'évaluation.*

Ces différentes phases sont indissociables d'un certain nombre de définitions qu'il importe d'aborder dès à présent.

La création d'un projet intentionnel

Le projet intentionnel se situe à l'origine de toute la démarche qui va nous conduire à la réalisation finale. Au départ, ce projet est une simple « idée », une intention. Cette intention marque les premières conceptions du projet, avant même qu'il soit réfléchi de façon approfondie. Nous en sommes au stade d'un *brainstorming*, d'idées jetées en vrac, d'hypothèses. Ce projet, non encore construit, revêt rarement une forme logique, mais il peut esquisser en revanche les valeurs premières qui vont constituer le fil de toute la démarche à venir.

Il est essentiel car, sans lui, aucune base réflexive n'existerait. Par ailleurs, le projet intentionnel va définir les premiers contours de macroprojets que nous examinons ci-dessous.

Choisir des macroprojets

Toutes les valeurs humaines intéressent les macroprojets. On peut toutefois les résumer en un certain nombre de notions qui semblent incontournables quand il s'agit d'aborder le projet intentionnel. Le choix des macroprojets doit s'effectuer en fonction des convictions des créateurs du projet. Il convient de bien vérifier que leur contenu est partagé par tous ceux qui auront à appliquer le projet au quotidien.

En effet, le macroprojet s'inscrira comme une transversale de l'ensemble du projet, que nous avons appelé « projet global ». En ce sens, le macroprojet est considéré comme le « ciment » de tous les microprojets que nous développons plus loin.

Un macroprojet se bâtit à partir des conceptions majeures de l'homme que chacun possède en lui. Ainsi ressortiront deux notions essentielles :

– la *vie* comme valeur : préserver la vie contre les accidents prévisibles qui risquent de lui porter préjudice ;

– le *respect* : inventorier tout ce qui révélerait une atteinte à la dignité de l'être, et particulièrement tout ce qui touche à la violence ou à la maltraitance, et donc à l'intimité.

Ces deux valeurs définissent un champ de réflexion reposant sur des thématiques conceptuelles précises comme : l'intimité, l'autonomie, la violence, la citoyenneté, la mort…

À partir du débat lancé dans la dimension du macroprojet, vont pouvoir se développer les microprojets.

Choisir des microprojets

Le microprojet associe la pratique du quotidien à la réflexion déclenchée par le macroprojet. La fonction du microprojet est de « morceler » le projet intentionnel en un certain nombre de thématiques spécifiques qui intéressent les initiateurs.

Le microprojet se doit d'aborder en profondeur les différentes parties du projet global. Il s'agit donc d'une unité pertinente conduisant à traiter progressivement l'ensemble du projet.

À titre d'exemple, parmi les microprojets les plus classiquement rencontrés, on recense :
- l'accueil ;
- l'animation ;
- la gestion des handicaps ;
- le lever-coucher ;
- la restauration ;
- l'accompagnement de la fin de la vie ;
- l'aménagement du lieu de vie ;
- la vie affective du résident…

Il apparaît clairement qu'il existe une multiplicité de microprojets, et que chacun doit faire l'objet d'un choix prioritaire de mise en pratique. Si le but reste de traiter tous les microprojets, certains initiateurs de projet se donnent des priorités : l'accueil, l'animation et la fin de la vie.

Par ailleurs, dans sa construction, le microprojet part de la réflexion pour arriver à l'action. Cette dernière donne lieu, au préalable, à la rédaction de « tableaux d'objectifs » dont l'ensemble constitue le projet pragmatique.

Le projet global ou projet de vie

On parlera de projet global (ou projet de vie), pour définir le rassemblement de tous les microprojets. Cette addition doit former un tout homogène qui formera le véritable « projet de vie ».

Ce projet doit être formalisé et mettre en évidence les liens que l'on veut créer entre les différents microprojets afin de les rendre applicables, et par la suite évaluables.

Le projet global devient « projet de vie » dès lors qu'il est écrit.

Le projet pragmatique

Une fois le projet global finalisé, l'objectif est de le voir appliqué au quotidien au sein de l'établissement. C'est ainsi que se définit le projet pragmatique : il s'agit de concevoir la faisabilité du projet de vie et de le mettre en action.

Le projet pragmatique doit, comme son appellation l'indique, être compris par l'ensemble de ceux qui en ont la responsabilité au quotidien, car il définit leurs pratiques. Dans la réalité, le projet pragmatique correspond à l'assemblage de tous les tableaux d'objectifs tels qu'ils ont été établis dans les microprojets.

Le projet évalué

L'évaluation est essentielle, car il n'existe pas de projet statique, non évolutif.

Dans la mesure où le projet de vie est le reflet de l'établissement, sa révision prouve une évolution de la structure tout entière. Une telle dynamique ne peut que s'ancrer dans un principe d'évaluation qui va changer les axes de progression.

Le projet évalué suppose la création d'outils comportant des clefs d'observation qui déterminent une nécessaire révision temporaire des contenus.

Guide théorique pour la rédaction du projet de vie

Grands axes méthodologiques

L'ensemble de ces définitions nous conduit à proposer de façon synthétique un guide de construction du projet de vie qui serait le suivant :

Phases	*Champs de références*	*Acteurs*
Projet intentionnel	Champ réflexif	Conseil d'administration
Choix des macroprojets	Champ théorique	Direction et/ou cadres
Choix des microprojets	Champ de l'action	Direction et employés (équipe)
Projet global ou projet de vie	Champ rédactionnel	Direction et employés (équipe)
Projet pragmatique	Champ d'application	Équipe
Projet évalué	Tous champs	Direction

Il semble évident que, entre les phases du « projet intentionnel » et du « choix des macroprojets » et suivantes, il faudra imaginer une information des différents acteurs. Nous développons cet aspect dans le paragraphe « communiquer sur le projet ».

Un tel schéma nous incite à nous intéresser à présent au détail des paramètres du projet de vie, tels qu'ils doivent apparaître sous la forme d'un projet global dans une phase rédactionnelle.

Énumération des paramètres du diagnostic

Les onze paramètres choisis (chacun pouvant regrouper plusieurs microprojets) relèvent des domaines suivants :

- photographie de la population accueillie : cet aspect concerne la réalité de la population et suscite une interrogation sur les outils que la structure possède pour l'identifier ;
- photographie de l'état des personnels : les aspects fonctionnels aussi bien que le domaine psychosocial sont pris en considération ;
- photographie des locaux et du matériel à disposition : on pourra ici s'interroger sur leur fiabilité et leur conformité aux normes ISO [3] ;

3. Pour la plupart des pays européens.

- photographie de l'institution, en tant que structure ayant sa propre histoire et son enracinement dans l'environnement ;
- photographie de la restauration ;
- photographie de l'animation ;
- photographie des modes de vie des résidents : cet aspect est essentiel car il constitue un excellent indicateur d'évolution dans le cadre de la construction du projet de vie ;
- photographie de la relation avec les familles ;
- modalités de l'accompagnement en fin de vie ;
- photographie des modalités d'accueil ;
- analyse des outils d'évaluation actuels.

Au-delà de cette énumération, il nous appartient de détailler les réalisations. Pour cela, nous disposons d'un descriptif plus approfondi de ces paramètres.

Catalogue des questions balayant l'ingénierie

Population accueillie :

- répartition par sexe, tranches d'âge, pathologies, dépendances et handicap ;
- nombre, variation annuelle ;
- origine géographique des résidents ;
- caractéristiques sociales, culturelles, économiques, familiales... ;
- évolution depuis trois ans (quantitative, qualitative) ;
- nombre de décès et origine ;
- modes de contact des futurs résidents ;
- recensement des besoins dans un fichier du résident ;
- zone d'attraction (géographique, quartier...).

Personnel :

- nombre, répartition, composition des équipes, organigramme (fonctionnel et hiérarchique) ;
- fonctions, spécialisations ;
- ancienneté ;
- taux d'encadrement ;
- niveau de formation de chacun, qualification, compétences acquises ;
- formations au cours des trois dernières années ;
- objectifs actuels ou projet de chaque équipe ;
- horaires (y compris surveillance de nuit) ;
- circulation de l'information, communication entre les services ;

– ambiance, coordination, interdisciplinarité ;
– évaluation de l'implication des équipes, des résistances aux changements ou des synergies potentielles (tant au niveau des résidents, des familles que du personnel) ;
– sentiment de reconnaissance, motivation ;
– conception de son travail par chaque corps de métier.

Locaux et matériels :

– ancienneté des locaux ;
– implantation géographique : dans le canton, le département, la ville ;
– histoire de l'institution ;
– superficies, ratio espaces privés/espaces communs ;
– lieux de convivialité ;
– nombre de chambres à un lit, à deux lits, avec salle de bains ;
– confort, vétusté, accessibilité et déplacements, adaptation aux capacités des résidents, adéquation des revêtements ;
– luminosité, température, chauffage, ventilation, isolation ;
– services annexes (télévision, bibliothèque, salle d'animation, lieux de convivialité, parc, jardins aménagés ou non…) ;
– services : buanderie, lingerie, service technique, cuisines ;
– marges d'adaptation possibles ;
– variétés d'aspects, de peintures, de mobiliers, de tapisseries ;
– possibilités d'investissement des lieux par les résidents (décoration, objets personnels…) ;
– aspect sécuritaire (détections, facilités d'évacuation, types de matériaux, situations par rapport à la législation : celle sur l'amiante par exemple) ;
– appréciations du personnel sur les locaux ;
– matériels (déficit, vétusté…) ;
– utilisation, le cas échéant, des véhicules.

Institution :

– relations avec l'extérieur (tutelle, hôpital, concurrence, mairie et partenaires divers concernés par l'action de l'établissement et par son existence…) ;
– évaluation de l'insertion et de l'intégration de l'établissement dans son environnement, de son image, de sa notoriété ;
– connaissances sur le conseil d'administration et/ou l'association gestionnaire, l'encadrement ;
– finalités de l'établissement, mission, valeurs, cadre éthique de son action (charte par exemple), nature de la mission (ses composantes, initiales et actuelles…) ;

- projets déjà mis en œuvre ;
- usages et règles de vie prégnants ;
- prise de connaissance des projets (d'établissement, de soins, social) ;
- plan et besoins en formation ;
- évaluation déjà effectuée sur la vie sociale des résidents ;
- plaquette d'entrée, règlement intérieur, contrat résident ;
- prix de journée (soin + hébergement) ;
- travail avec les associations de soutien à domicile ;
- contraintes extérieures ;
- évaluation de la prestation sanitaire et de l'aide à la dépendance ;
- communication de l'institution (interne, externe) ;
- accueil dans les locaux des usagers venus de l'extérieur.

Restauration :

- statut du personnel (salariés du secteur privé, fonctionnaires) ;
- effectif ;
- nombre de repas par jour ;
- évaluation déjà réalisée de la qualité de la restauration, analyse des prestations hôtelières en ce domaine (quantitative, qualitative) ;
- cadre de prise des repas (agrément, calme...) ;
- prise en compte des régimes non médicaux, des goûts, de la variété, des désirs.

Animation :

- conception ;
- travail antérieur dans l'établissement (partir des acquis) ;
- nombre et formation des animateurs ;
- bilan des activités.

Description de la vie quotidienne des résidents :

- vie sociale, implication dans la vie de l'institution (comment ?) ;
- évaluation des besoins de la personne âgée ;
- évaluation de la progression (tests, grilles...) ;
- projet de soins : contenu, mise en œuvre, philosophie ;
- approche personnalisée ou non.

Familles :

- périodicité des rencontres ;
- association éventuelle et mode d'association ;
- soutien psychologique et forme de ce soutien ;

– conseil d'établissement ;
– bénévoles ;
– associations extérieures qui visitent ;
– association intérieure ;
– réseaux extérieurs.

Accompagnement en fin de vie :

– aspects réflexifs et moyens donnés pour cela.

Admission [4] et accueil :

– accueil téléphonique ;
– accueil des familles, des résidents (protocoles ?...) ;
– cas de refus en SLD, recueil d'informations, contacts avec les partenaires (tutelles, services sociaux extérieurs, familles, administrations, ex. : DISS) ;
– retour des familles, des visiteurs, interpellant sur la qualité des réponses fournies.

On peut imaginer d'autres démarches, visites, interviews, questionnaires, analyses, comparaisons, rapprochements avec certaines situations... justifiant parfois de faire appel à des spécialistes. Bien évidemment, à cela s'ajoutent les ressentis, les impressions, et autres « sentiments » éminemment subjectifs mais que l'on essayera d'objectiver, sachant qu'une partie de la structure restera impossible à appréhender [5].

4. Le terme « admission », très usité en France dans le cadre du projet de vie, a surtout une connotation hospitalière.
5. Le rôle de cette méthode n'est cependant pas d'évacuer toute forme subjective qui caractérise souvent l'« âme du projet ». Pour autant, la subjectivité n'est plus acceptable si elle perturbe la construction du projet.

Chapitre 3

Guide opérationnel pour la construction du projet de vie

La mobilisation des ressources humaines

Impliquer tous les acteurs

Construire le projet de vie, d'un point de vue pratique, requiert la mobilisation de toutes les ressources humaines et matérielles de l'établissement. Pour ce qui est des ressources humaines, il nous paraît en effet nécessaire d'impliquer tous les acteurs afin que le projet soit partagé. En revanche, tous ne sont pas concernés au même niveau et n'ont pas, de ce fait, le même degré de participation à l'élaboration du projet de vie.

Sur le plan matériel, chaque établissement possède en général son budget qui n'est pas extensible. Ce budget peut toutefois être regardé de façon différente en termes de priorités et d'orientations, au moment de la mise en place du projet de vie. Les arbitrages du budget sont fondamentaux à la fois en matière d'investissements matériels éventuels et pour le paiement de remplaçants durant la période d'absence de certains membres de l'équipe qui se consacrent à la construction du projet.

On distinguera deux catégories d'équipes : l'équipe rapprochée et l'équipe distale. L'une et l'autre s'occupent directement de la personne âgée, mais de façon différente.

L'équipe rapprochée

L'équipe rapprochée travaille essentiellement ou quasi exclusivement auprès du résident. La quotidienneté de sa pratique en fait une référence pour la personne âgée. Cette équipe se compose de l'infirmière, des aides-soignantes et des agents de service.

Dans certains établissements, d'autres acteurs peuvent travailler régulièrement avec les personnes âgées, mais cela reste assez rare.

L'équipe distale

Cette équipe ne saurait avoir moins d'importance que la précédente car, comme elle, elle contribue à la qualité de la vie au sein de l'établissement. Elle intervient parfois en complément de l'équipe rapprochée ; elle peut exercer aussi une fonction complètement différente mais qui doit être coordonnée avec elle. Cette équipe fait l'objet d'une description dans le tableau suivant :

Acteurs	*Type de relation dominante avec l'équipe rapprochée*
Bénévoles	complémentaire
Médecins	coordonnée
Assistantes sociales	coordonnée
Kiné, ergothérapeute	coordonnée
Psychologue	coordonnée et complémentaire
Ministres du culte	complémentaire

La place de la direction

La question qui se pose souvent est celle de la place de la direction dans ces deux équipes. Notre expérience nous laisse penser qu'elle n'est présente dans aucune des deux et que, de ce fait, elle ne doit pas participer en tant que telle à la rédaction du projet de vie.

La direction joue un double rôle : elle impulse et elle valide. Elle impulse sa conviction en matière de production de projet de vie, et en accompagne les différentes phases. Elle donne ainsi les grandes lignes de réflexion, se prononce sur le choix et les orientations de macroprojets, et offre les moyens matériels du travail. En matière de validation, elle apporte une note finale à l'œuvre des équipes (rapprochée et distale), garantit les moyens de la réalisation du projet et le régule dans le temps. Dans ce dernier cas, c'est à elle d'en gérer l'évaluation.

La place ainsi décrite montre que la direction ne participe pas aux réflexions de l'équipe, mais qu'elle en est toujours informée. La validation des contenus du travail effectué intervient bien à toutes les phases de la production. Pour autant, nos observations ont systématiquement laissé paraître le risque d'un blocage du travail d'équipe quand la direction était présente lors des réunions « microprojets », ôtant toute dynamique au personnel.

Devant ces arguments, qui ne témoignent en aucun cas d'une position rigide, chaque direction se fera son idée du rôle qu'elle entend jouer dans la construction du projet.

L'organisation et la signification des groupes « microprojets »

La construction du projet de vie, dans sa phase de production « lisible », passe par la constitution de groupes de travail. Suivant l'importance de la structure, plusieurs solutions peuvent être proposées.

Dans le cadre d'un personnel ne comprenant pas plus de vingt personnes, il est habituel de voir l'équipe (rapprochée) travailler en groupe unique. Dans ce cas, tous réfléchissent sur l'ensemble des microprojets. Quand une équipe dépasse vingt personnes, il est souhaitable de former plusieurs groupes de travail, chacun avançant sur un ou plusieurs microprojets.

Au stade final, dit « rédactionnel », une première réunion de synthèse a lieu, en présence des « délégués » de chaque groupe. Une seconde réunion, plénière cette fois, se tient à l'issue de la réunion des délégués, afin que toute l'équipe soit informée de la production définitive. On a alors le schéma suivant :

Structure de moins de 20 employés	*Structure de plus de 20 employés*
Participation de toute l'équipe à l'ensemble des « microprojets ».	Création de groupes de 8 à 12 employés se répartissant les « microprojets ». Création d'un groupe de « délégués » (1 par microprojet). Réunion des délégués avec rédaction finale du projet (projet global) puis validation de la direction.
Rédaction finale validée par la direction (projet global).	Réunion plénière rassemblant l'ensemble du personnel pour un partage du projet validé par la direction.

À partir de cette organisation, il appartient à la direction, outre la validation (qui doit montrer son déterminisme et sa motivation), de diffuser le projet, d'en contrôler l'exécution et de le réajuster si nécessaire. Dans ce cadre, un groupe permanent et représentatif du personnel peut être créé pour l'aider. Il sera convoqué à sa demande et suivant une périodicité qui peut être variable (mensuelle, trimestrielle, annuelle ou autre).

La place du résident et de la famille

Le résident doit être le premier bénéficiaire du projet de vie. De ce fait, il doit, autant que possible, être construit avec lui. Pour différentes raisons, il n'est toutefois pas toujours aisé d'introduire cet acteur dans les groupes « microprojets ».

La première raison renvoie à la motivation de ce résident. Il peut s'avérer qu'une personne âgée soit peu motivée pour participer à un projet trop abstrait à ses yeux ou trop éloigné de ses préoccupations. Même si cette réalité relève de l'évidence dans de très (trop) nombreux cas, les initiateurs du projet ne peuvent exclure *a priori* le résident, et doivent même trouver les moyens de stimuler sa participation.

Il est cependant certain que l'implication du résident dépend à la fois du type d'établissement, qui peut parfois concentrer les dépendances psychiques, et du mode de fonctionnement interne.

Dans le cas où, après avoir usé de tous les moyens pour faire participer le résident, on aboutit à un échec, il nous paraît souhaitable de mettre la famille à la table des groupes « microprojets ». La famille constitue un relais essentiel de la qualité de la production, et doit en conséquence tenir son rôle d'acteur central de la réalisation du projet de vie.

La phase de communication du projet

La phase de communication du projet comprend trois moments forts :
- l'information des résidents et des familles ;
- la transmission du projet aux employés ;
- l'inscription du projet dans le travail des bénévoles.

Le principe de la communication fait apparaître une qualité spécifique indissociable du mécanisme de transmission du contenu et de la pérennité du projet. La transmission présuppose que l'on s'est donné les moyens, en temps et en support, de communiquer les contenus du projet à l'ensemble des acteurs concernés à titres divers. La pérennité confère une durée au projet et lui permet de progresser au fil des mois et des années.

Pour ce qui est des outils de la communication, il n'existe pas véritablement de cadre particulier. On dira toutefois qu'il faut différencier le projet communiqué aux résidents et aux familles du projet appliqué par le personnel.

L'écrit (projet global) produit par le travail d'équipe et à mettre en application par elle (projet pragmatique) doit être diffusé sous cette forme et dans sa totalité à chaque personnel, y compris aux intérimaires, temporaires et autre employés « de passage », à savoir les remplaçants[1]. En ce qui concerne la diffusion auprès des familles, une approche synthétique du projet contenue dans le « livret d'accueil » doit être suffisante, surtout si elle bénéficie d'un style pédagogique.

Construire des objectifs

Les objectifs sont toujours à mettre en parallèle avec le projet car ils le rendent concret pour ceux qui en ont la charge. Les objectifs permettent à la fois de le mesurer et de l'évaluer.

---

1. Il est important de tenir les remplaçants (pour congés, maladie...) informés du projet de vie. Le personnel doit pouvoir assurer ses fonctions sans perturber le résident dans ses repères ou ses habitudes.

À travers les objectifs, on cherche quatre dimensions :
– le pragmatisme dans la réalisation. Les objectifs « décomposent » l'idée pour la rendre compréhensible et réaliste, et de ce fait réalisable ;
– la mobilisation des acteurs. En étant accessibles, les objectifs deviennent un moteur pour tous les acteurs. Parce qu'ils correspondent à une attente (de réalisation), les objectifs s'avèrent impliquants, donc mobilisateurs. Pour cela, ils doivent être expliqués pour être parfaitement compris, et déboucher sur une pratique concrète ;
– la fédération des énergies. Les objectifs donnent l'occasion de regrouper dans une même dynamique les pratiques, les conceptions et les pensées de tous, au-delà même du statut et de la position de chacun ;
– une finalité. Les objectifs doivent être cohérents dans leur articulation pour former un tout, et émaner d'une philosophie de l'action.

Il nous faut donc concevoir que les objectifs sont multiples et admettre la nécessité d'une planification pour les atteindre. Seront mises en œuvre les notions de priorité, de chronicité et d'articulation de l'un par rapport à l'autre. Ainsi, ces objectifs apparaîtront prioritaires ou secondaires, quantitatifs ou qualitatifs, réalisables à court ou à long terme, spécifiques ou à relier les uns aux autres (transversaux).

Chaque objectif atteint relève d'une action pragmatique qui conduit, dans un premier temps, à la réalisation d'un microprojet, et dans un second temps, à celle du projet global.

Les objectifs généraux sont toujours construits par la direction, du moins au départ, ou éventuellement par le « groupe microprojet » initial. Des sous-objectifs peuvent (doivent ?) les compléter. S'agissant d'un projet de qualité, tous les objectifs reflètent une thématique reposant sur :
– la notion de vie (collective et individuelle) ;
– la conception de la qualité (notion de bien-être en rapport avec les pratiques) ;
– la prévention (santé et autonomie) ;
– la culture (préserver les acquis culturels).

Pour une parfaite réalisation des objectifs, le « groupe microprojet » doit posséder des outils de travail ; on peut ainsi soutenir que le personnel est le premier concerné par les objectifs, qu'il lui appartient de critiquer, réaliser, voire parfois construire.

Nous conseillons au départ une simple « fiche de suivi des objectifs ». Elle peut se présenter comme ci-après, dans l'hypothèse où le but est de faire de l'établissement un lieu de vie privée :

Fiche de suivi d'objectif

Intitulé de l'objectif : prendre conscience que le résident est chez lui dans l'établissement.

Finalité : respecter l'intimité du résident.

Domaine concerné : microprojet d'accueil quotidien.

Moyens de réalisation de l'objectif :
- frapper avant d'entrer dans la chambre ;
- ne pas le forcer à prendre un bain sans qu'il y ait stricte utilité ;
- ne pas allumer la télévision sans son accord...

Évaluation : interroger le résident et la famille. Les désirs du résident sont-ils entendus ?

Coût : néant.

Acteurs et/ou personnel concernés : équipes rapprochée et distale.

Communication des résultats : réunions hebdomadaires.

Évaluation :
- suivant calendrier prévu ;
- suivant les clefs d'évaluation prévues (à définir).

Date de première mise en place :

Toutes les rubriques apparaissant dans notre exemple ne sont pas strictement nécessaires. D'autres peuvent en revanche s'y ajouter, et certaines sont susceptibles d'être détaillées. À partir de cette fiche indicative de « suivi des objectifs », on peut créer une autre fiche récapitulative par microprojet, qui se présenterait sous la forme d'un « tableau de bord ».

Dans les observations, nous pouvons instruire l'état de réalisation de chacun des objectifs, et, s'ils ne sont pas atteints, en expliquer la raison. On verra plus loin en détail la construction d'une grille d'évaluation sur ce point. Ainsi, l'ensemble des observations constituent une référence quant à l'aboutissement (ou non) du microprojet concerné, et permettent dans les faits d'effectuer une évaluation de l'action globale.

Les fiches d'objectifs peuvent être individuelles, mais il est recommandé en revanche de remplir le tableau de bord en équipe, afin d'analyser le plus finement possible l'atteinte de la qualité dans un microprojet.

Tableau de bord de réalisation des objectifs

Microprojet concerné : accueil au quotidien.

Acteurs et/ou personnel concernés : équipes rapprochée et distale.

Objectifs concernés :

1. prendre conscience que le résident est chez lui dans l'établissement ;
2. respecter le rythme de vie du résident ;
3. développer la citoyenneté ;
4. donner des repères sociaux au sein de l'établissement, etc.

Réalisation des objectifs :

Objectifs	Date de début	Échéances prévues	Observations
1			
2			
3			
4			
5			

La rédaction du projet de vie

Les grands principes

À partir de ces éléments, et tout particulièrement de la réalisation des différents microprojets, on peut passer à la formalisation du projet de vie. Il semble aujourd'hui plus pertinent d'écrire ce projet de vie, alors que, durant des années, beaucoup de directions se sont contentées d'une transmission orale.

La rédaction du projet de vie est l'aboutissement d'une certaine réflexion, mais elle ne saurait être qualifiée de « conclusion ». En effet, un projet de vie n'est jamais, par définition, « fini ». C'est un chantier permanent, qui avance par à-coups, comme la vie de tout un chacun, et comprend de nombreuses étapes. Ainsi, écrire le projet de vie ne constitue que la formalisation d'une phase qui demandera par la suite à être adaptée aux nouvelles réalités induites par « le temps qui passe ».

Le propre d'un projet est d'être sans cesse remis en question, faute de quoi il n'est plus « projet ». Dans le terme « projet », il y a en effet sous-jacent celui de « projection », c'est-à-dire la permanence du devenir. Ne pas se projeter, c'est rester dans le présent, et dans ce cas, ne pas s'insérer dans un système évolutif. Par ailleurs, les principes de réalisation du projet ne sauraient se contenter de la rigidité d'un écrit, ce qui implique une nécessaire reconsidération du texte de façon ponctuelle.

Le projet écrit joue également le rôle d'un repère objectivant l'évolution dont nous venons de parler. Le repère caractérise à la fois le fait qu'il soit possible de partager un contenu et le fait de pouvoir le discuter.

L'écriture du projet permet de rendre concrètes les intentions et les actions qu'il cerne. Cela est d'autant plus important que ces intentions et actions auront été décidées en groupe et que l'absence d'un suivi pourrait dégrader l'esprit d'équipe. Il y a bien dans l'écrit une notion de partage imposant des pratiques communes. Dans le cas où l'on observerait une dérive des pratiques, l'écrit constituerait une référence, certes discutable, mais objective. Toutefois, le but n'est pas ici de se placer « en opposition » par rapport à l'écrit, mais d'essayer de comprendre la raison de cette dérive. Dans ce contexte, une évolution réelle est vraiment possible.

Enfin, un projet écrit est transférable à l'ensemble des acteurs qui arrivent dans la structure et, plus globalement, à toute personne qui n'aurait pas pu participer à sa réalisation. Si l'on s'accorde sur le postulat selon lequel tout projet doit être partagé, sa rédaction devient effectivement un impératif.

Les étapes de la rédaction

La rédaction finale d'un projet s'appuie sur l'ensemble du travail effectué au sein des groupes « microprojets ». Le travail de ces groupes (qui peut être réduit à un groupe si l'équipe tout entière a été concernée) constitue de fait une somme de pensées et de propositions qui font la richesse du projet et, en ce sens, il mérite d'être archivé. Seule la synthèse, détaillée, doit faire l'objet d'un écrit [2].

Afin de rassembler le travail contenu dans les microprojets, il est opportun de donner un titre fédérateur au texte rédigé, puisqu'il

---

2. Il est difficile de déterminer un nombre de pages standard, mais cette synthèse constituant le projet écrit dépasse rarement dix pages.

constitue le projet global. À titre d'exemple, nous trouvons des titres parfois extrêmement précis finalisant ce projet dans le détail, et d'autres titres, plus larges, laissant une place de choix à l'interprétation.

Titres finalisés	*Titres larges*
Projet de maintien de l'autonomie. Projet de stimulation pour être citoyen en établissement. Projet visant à présenter la liberté du résident. Projet de prévention des effets du vieillissement.	Projet à vivre. Projet humain. Projet personnalisé. Projet de concertation. Projet d'objectifs sociaux.

Chacun trouvera dans un titre le sens qu'il entend donner à son projet.

Par ailleurs, en vue de faciliter son évaluation et sa révision, le projet de vie porte la date de sa réalisation, ainsi que le nom des participants.

Parmi les éléments importants, il peut être souhaitable que la direction marque son implication en rédigeant quelques lignes introductives, expliquant la genèse de ce projet, les intentions, et les valeurs qu'elle a souhaité y voir introduire. Cette institution est en fait la formalisation *a posteriori* du projet intentionnel.

Dans la mesure où l'établissement est inséré dans un environnement toujours évolutif (à court terme parfois, mais toujours à long terme), il semble nécessaire de décrire au préalable toutes les variables du moment, comme :
– la situation géographique ;
– l'historique ;
– le personnel et sa formation ou qualification ;
– le type de population accueillie.

Ces variables, sans être exhaustives, constituent dans le temps une référence explicative des pratiques.

Le nom et la qualification des signataires du projet, sans être indispensables, permettent très souvent d'en mieux comprendre le contenu.

Enfin, une conclusion peut venir clarifier ou appuyer certains aspects du projet de vie développés en amont.

Les parties rédigées

Introduction

Lorsque le projet s'appuie sur une référence légale, celle-ci doit être mentionnée dans l'introduction. Le descriptif des locaux et de la population apparaît à ce niveau. On peut aussi indiquer si le lieu accueille les résidents jusqu'à la fin de leur vie.

La « philosophie » (projet intentionnel) est développée :
- conception de la personne (unicité de la personne et holistique) ;
- principes d'individualisation des soins ;
- questions sur la notion qualité de la vie ;
- conceptions du handicap, de la dépendance.

La place du personnel est précisée dans ses grands principes :
- laisse l'autonomie à la personne ;
- ne fait pas « à la place de la personne » ;
- rôle des soins (avec leur définition) ;
- place de l'hygiène ;
- attentes du personnel par rapport aux familles.

L'historique de la structure, et notamment de ses réalisations antérieures, peut être abordé, ainsi que son évolution dans l'avenir à court ou moyen terme.

Les grands objectifs, ou les finalités, de l'établissement sont évoqués, en spécifiant qu'ils seront développés par la suite.

Enfin, la conception du « chez soi » comme « lieu de vie » est reprise et longuement exposée.

Méthode de travail

À ce stade, il est important de présenter la méthode retenue pour parvenir à la construction du projet de vie, à l'aide de quelques définitions préalables, qui resteront succinctes :
- définition des macroprojets ;
- définition des microprojets ;
- définition du projet global.

Au-delà de ces trois définitions de base, le mode d'information du personnel sur l'intention de créer le projet de vie est utilement décrit. De même explique-t-on à quel niveau sa participation a été sollicitée.

Concernant la mise en place des « groupes microprojets », il convient de préciser comment ils ont été constitués, qui y participe, le rôle qui leur est attribué, ainsi que leur rythme de travail, leur périodicité, le temps de rencontre et la durée de leur existence.

Exposé des valeurs

Émanant du projet intentionnel, les valeurs (opérationnelles à travers les « macroprojets ») que l'on entend trouver dans le projet de vie sont développées à ce stade, au moins dans les grandes lignes.

S'il existe une charte des valeurs[3], il sera ici intéressant d'en reprendre quelques éléments. On peut évoquer :

- la conception des « droits » de la personne âgée ;
- le cadre éthique qui régit le travail du personnel ;
- la définition des « devoirs » relatifs à l'éthique ;
- la définition de l'identité psychosociale de la personne âgée ;
- d'autres valeurs, comme celles qui reposent sur des systèmes relationnels, l'intimité, les choix de vie, le handicap.

Chacune des valeurs est susceptible de donner lieu, dans ce chapitre, à une brève explication, qui permettra aux lecteurs de comprendre les intentions des rédacteurs.

Énoncé des microprojets

Un catalogue des microprojets choisis est fourni nécessairement ici. L'exhaustivité s'impose : tous les microprojets, sans exception, doivent être répertoriés dans l'ordre où ils vont apparaître dans leur développement. Chaque microprojet sera associé à des finalités ou à des objectifs généraux.

À titre d'exemples, pour quelques microprojets, on peut envisager le texte suivant :

- *microprojet « animation »* : « Notre objectif est de recenser les possibilités d'animation dans l'établissement et de trouver les personnes qui vont les accompagner. On essaiera aussi de définir différents types d'animations correspondant à différents profils de résidents.
- *microprojet « accueil »* : « Notre finalité est de faciliter l'intégration des futurs résidents dans la structure. L'objectif affiché consiste à préparer le personnel à recevoir, tant le premier jour que chaque jour, le résident. »
- *microprojet « soins »* : « Notre objectif est double : définir la notion de soin, au sens de "prendre soin", de façon que chaque membre de l'équipe puisse aborder le résident de la même manière, et définir parallèlement l'accompagnement de la fin de la vie. »

---

3. Par exemple, il a été établi en France une « Charte des droits et des libertés de la personne âgée dépendante ».

– *microprojet « personnel »* : « Notre objectif est de recenser le potentiel du personnel afin de lui affecter plus particulièrement un ou plusieurs résidents, et parallèlement de coupler ces potentiels au microprojet "animation". »

Rédaction des microprojets

À l'issue du travail des groupes « microprojets », une synthèse est effectuée en vue d'un développement. Chaque microprojet est explicité successivement avec, en introduction, ses objectifs, affinés par rapport à la phase précédente.

Chaque microprojet peut être figuré par un tableau synthétique, comme l'exemple suivant :

Microprojet n° 1 : animation.

Les principes retenus : développer les objectifs, les finalités et les moyens.

Projet pragmatique :

Réalisations prévues	*Objectifs à atteindre*
Prévoir des sorties, notamment au musée des objets anciens, à faire suivre d'une animation-débat.	– Inciter à sortir de l'établissement ; – Créer des liens sociaux ; – Développer la convivialité ; – Préserver l'imaginaire ; – Inciter à se remémorer des faits.
Organiser un jeu de cartes sous la forme d'un tournoi.	– Développer ou entretenir l'esprit de compétition ; – Revaloriser l'image de soi ; – Faire participer à une organisation.
Organiser des vacances pour les résidents.	– Inscrire le résident dans une organisation du temps ; – Resociabiliser le résident (donner une dimension sociale).

Cet exemple demande à être repris pour chaque microprojet, de façon plus ou moins détaillée. L'ensemble de ces tableaux constitue le « projet pragmatique ». On notera que tous les établissements, faute de temps, de moyens, ou d'idées, ne passeront pas à la formalisation de ce projet pragmatique. Cela n'enlève rien à la valeur de ce qui précède ce tableau, même si le cheminement apparaît plus concret ou plus opérationnel ainsi.

Conclusion

Facultatives, les parties rédigées donnent cependant l'occasion de revenir de façon synthétique (ou appuyée) sur les points qui semblent les plus importants du projet. Il peut être bon de rappeler ici l'investissement attendu de chacun dans la réalisation du projet.

De la réalisation à l'évaluation

La rédaction du projet de vie constitue la véritable phase opératoire de ce travail qui va désormais mobiliser tous les acteurs.

Il importe à présent de comprendre en quoi cette phase opératoire fait partie intégrante de la recherche de la qualité de la vie telle que nous l'avons définie plus haut.

Nous sommes amenés en conséquence à entrer dans les grands principes du mécanisme d'évaluation.

Chapitre 4

L'évaluation de la qualité de la vie et du projet

La notion d'évaluation

Il existe plusieurs moyens d'évaluer une pratique. Nous avons choisi, quant à nous, une méthode qui ne permet pas de « mesurer » des résultats en leur associant une valeur quantifiable, mais qui donne la possibilité de les « discuter », afin d'apporter des améliorations.

Partant du principe qu'il est nécessaire d'apprécier les comportements, habitudes et pratiques, l'évaluation a pour objectif la réduction des conflits, incompréhensions ou autres démotivations qui risquent de nuire à la qualité de la vie.

Il ne faut pas confondre pour autant l'évaluation avec un quelconque contrôle, d'où l'importance d'adopter une forme partagée et comprise par tous.

Dans ce cas précis, où l'évaluation concerne la vie (la qualité de la vie), les items mesurés possèdent souvent, par essence, un sens subjectif ou relatif. En conséquence, si ce qui est mesuré est avant tout l'objet d'une valeur, ce qui est observé revêt une signification. Nous nous intéressons en tout premier lieu à ce second aspect de l'évaluation, et privilégions la recherche de signification plutôt que la mesure.

En donnant à l'évaluation le sens d'une observation, la vérification prendra une valeur particulièrement importante. Or, on ne peut vérifier que ce qui, au départ, a été construit d'après des objectifs. De ce fait, cette forme d'évaluation exigera une extrême rigueur en matière de définition des objectifs, ces derniers devant être le plus précis possible au moment de l'approche par microprojets.

Les phases de l'évaluation

Définir des objectifs

Comme on vient de le constater, la notion d'« objectif » reste centrale. Dans la mesure où le projet a été formalisé par l'écrit, les objectifs sont connus, ce qui facilite la mise en place de l'évaluation. L'ensemble des objectifs va constituer les « buts à atteindre », à savoir ce qu'il faut observer pour être évalué.

Se donner les conditions de la réussite

Cette phase de l'évaluation repose sur la communication. Pour être réussie, l'évaluation doit donner lieu à des explications, surtout au personnel. C'est un mécanisme de transparence qui est dans ce cas recherché, à l'exclusion de toute notion de « contrôle », que nous avons déjà éliminé.

Restituer les résultats

Il s'agit de la dernière phase du processus, qui apporte tout son sens à l'évaluation elle-même. À partir de là, un échange va s'établir entre les différents acteurs. Par ailleurs, les résultats feront ressortir des éléments d'amélioration en direction des personnes concernées.

Les résultats sont fournis, objectif par objectif, et commentés au regard des attentes. Enfin, ils ne pourront faire l'économie d'une analyse consensuelle qui déterminera la pertinence de ce que l'on cherche.

Résultats attendus

La première attente concerne la recherche du changement dans l'établissement. Il s'agira donc de gérer un certain nombre de conflits qui peuvent naître de l'évaluation.

Pour ce faire, il convient d'observer l'origine du changement. S'il s'agit d'un changement souhaité par le personnel, on dira que son introduction a lieu « par le bas ». S'il répond aux vœux de la direction, l'introduction s'effectue « par le haut ».

Le changement par le bas est toujours à confronter au réalisme de la demande. Une période d'analyse est alors nécessaire. Quand le changement découle du haut, la période d'analyse s'est faite antérieurement et correspond davantage à une stratégie.

De façon plus précise, on attendra des changements en matière de réponse aux besoins du résident et de pratiques institutionnelles. Pour le résident, il s'agira avant tout d'être reconnu dans l'établissement : avoir des relations sociales, s'inscrire dans un principe collectif où il va être considéré comme un citoyen. Beaucoup plus nombreuses, les pratiques institutionnelles concernées toucheront presque uniquement à la conception que l'on a du résident (comment l'accueillir, l'accompagner au quotidien, le respect de sa vie...).

On peut aussi s'interroger sur la place donnée à d'autres acteurs, notamment pour l'évaluation du suivi du résident, l'accompagnement de la fin de la vie et l'ouverture de l'établissement au monde extérieur.

Ces différents éléments montrent bien qu'il convient d'associer les résultats à des outils spécifiques.

La création d'une grille d'évaluation

Une grille d'évaluation nous semble constituer l'outil le plus pertinent de l'évaluation.

Le travail est évalué à partir des objectifs susceptibles de former des « items observables » et de s'organiser selon une arborescence. Ainsi, pour l'évaluation de l'animation, on pourrait obtenir la déclinaison suivante :

– objectif 1 : informer les résidents sur les différentes animations de l'établissement :
  - item 1 : y a-t-il une information quotidienne ?
  - item 2 : qui donne l'information ?
  - item 3 : y a-t-il des lieux d'information ?
  - item 4 : y a-t-il une double information, écrite et orale ?

– objectif 2 : organiser des animations orientées vers la prévention en matière de santé :
  - item 1 : y a-t-il des activités physiques proposées ?
  - item 2 : des randonnées sont-elles organisées ?
  - item 3 : y a-t-il des ateliers mémoires ?...

Sur un plan pratique, cette arborescence peut être formalisée par une grille spécifique :

Grille relative à la qualité de l'animation - 1			
N°	*Questions*	*Oui*	*Non*
1	L'information sur les animations est-elle quotidienne ?		
2	L'information est-elle diffusée par une personne spécifique ?		
3	L'information est-elle donnée dans un (ou plusieurs) lieu(x) spécifique(s) ?		
4	L'information est-elle uniquement orale ?		
5	L'information est-elle uniquement verbale ?		
6	L'information est-elle à la fois orale et verbale ?		
7	Une activité physique adaptée à la personne âgée est-elle prévue ?		
8	Organise-t-on des randonnées ?		
9	Organise-t-on des ateliers mémoires ?		
10	Etc.		

L'objectif d'une telle grille n'est pas d'obtenir une réponse positive ou négative, mais de savoir « pourquoi » elle est positive ou négative. On constate ainsi que cet outil incite à la réflexion la personne qui répond, et cette réflexion peut être partagée au sein d'un groupe. De la discussion qui en découle naît une dynamique participative.

Sous cette forme, une grille d'évaluation constitue donc un véritable « guide de la qualité ».

Les grands axes d'évaluation du projet de vie

Sans être exhaustifs sur les clefs d'évaluation, nous pouvons présenter des grilles d'évaluation de la qualité de la vie telle qu'elle est proposée dans le projet. Nous avons réuni les grands axes sous les intitulés suivants :
- accueil et premier contact ;
- vie individuelle ;
- vie collective ;
- communication ;

– animation ;
– interventions extérieures ;
– organisation du temps ;
– besoins du résident ;
– respect du résident ;
– pratiques de l'établissement ;
– outils des pratiques du personnel ;
– implication du personnel.

Les grilles que nous développons sont à considérer comme de simples guides de réalisation. Elles doivent être en effet adaptées à chaque établissement, à la population accueillie, et au potentiel de l'équipe. Par ailleurs, soulignons une fois de plus que la bonne réponse n'est généralement ni positive ni négative, mais qu'elle appelle à la discussion au sein de l'équipe en vue de l'adoption d'une attitude globale.

Accueil et premier contact

L'accueil peut se scinder en plusieurs phases :
– en amont de la venue du résident (accueil préalable) ;
– le jour de l'entrée dans l'établissement ;
– chaque jour au sein de l'établissement.

On réunira ces trois aspects en une seule grille, mais un choix autre pourrait tout à fait se justifier.

Grille relative à la qualité de l'animation - 2			
N°	*Questions*	*Oui*	*Non*
1	Une personne de l'établissement rend visite au futur résident avant son entrée.		
2	La personne qui rend visite au futur résident devient ensuite son référent dans l'établissement.		
3	Un compte rendu de visite préalable est transmis à l'équipe.		
4	Un guide d'entretien est utilisé à l'attention du futur résident lors de la visite préalable.		
5	Le guide d'entretien a été élaboré par l'équipe ou une partie de l'équipe.		
6	Une personne de l'équipe contacte la famille avant l'entrée du résident, afin de mieux le connaître.		

N°	*Questions*	*Oui*	*Non*
7	Le futur résident reçoit des documents sur l'établissement avant son entrée effective.		
8	La famille reçoit des documents sur l'établissement avant l'entrée du résident.		
9	Un livret d'accueil est remis au résident (ou à sa famille) avant son entrée.		
10	Le livret d'accueil donne les grandes lignes du projet de vie de l'établissement.		
11	Un contrat est signé (et commenté) avec le résident le jour de l'entrée.		
12	Le dossier administratif est rempli le jour de l'entrée.		
13	Le dossier administratif est rempli dans les locaux administratifs (secrétariat ou direction).		
14	Le dossier administratif est rempli dans la chambre du résident.		
15	Un règlement interne est fourni au résident dès son entrée.		
16	L'accueil du premier jour s'effectue dans le hall.		
17	L'accueil du premier jour est officialisé dans la chambre (appartement) du résident.		
18	Un lieu d'accueil pour le premier jour est spécialement prévu.		
19	Le premier accueil est assuré par la personne référente (si elle existe).		
20	Le premier accueil est assuré par la direction.		
21	Le premier accueil est assuré par une personne de l'équipe administrative.		
22	Le premier accueil est assuré par l'infirmière.		
23	Le premier accueil est assuré par d'autres résidents.		
24	Le premier accueil est assuré par la famille elle-même.		
25	Le premier accueil fait l'objet d'une cérémonie spécifique dans l'établissement.		
26	Un recueil de données sur la vie du résident s'effectue le premier jour.		

Commentaires

Les six premiers points évoquent l'existence d'un accueil préalable. Nous défendons pour notre part l'idée que cette prise de contact initiale est favorable à l'intégration du futur résident. Elle ne s'avère toutefois pas indispensable. L'accueil préalable aura d'autant plus d'intérêt qu'il sera connu (et préparé) par l'ensemble de l'équipe. Les propositions 7 à 15 touchent les aspects administratifs de l'accueil : le lieu et le moment où s'effectuent les obligations administratives sont déterminants pour l'image de la structure. Un dossier rempli le jour de l'entrée va donner une idée très formaliste de l'établissement. Un dossier rempli dans la chambre renvoie à l'image d'un lieu privé et non collectivisé (par rapport à l'anonymat du secrétariat et du bureau de la direction).

Les items 16, 17, 18 concernent le lieu d'accueil. En choisissant la chambre (ou l'appartement) du résident, on renforce l'idée du lieu privé.

Les points 19 à 25 s'intéressent à la personne qui effectue le premier accueil. Il faudra choisir cette personne en fonction de ce que le résident cherche, pour le rassurer au plus vite. On peut notamment imaginer que la famille elle-même aide le résident à prendre possession des lieux, y compris à l'occasion d'une visite des locaux.

La dernière proposition est relative à la prise de contact avec l'histoire du résident. Il n'est pas toujours évident que le premier jour soit le meilleur moment pour scruter sa vie.

Vie individuelle du résident

La vie individuelle est indissociable de cette valeur inhérente au macroprojet qu'est le respect de la personne âgée. Nous sommes donc amenés à nous interroger notamment, mais pas exclusivement, sur la façon dont l'intimité du résident est protégée d'une part, mais aussi sur les moyens à mettre en place afin de l'intégrer à la structure.

Grille relative à la qualité de l'animation - 3			
N°	*Questions*	*Oui*	*Non*
1	Le futur résident a visité les lieux avant son entrée.		
2	À son entrée (ou avant), le résident est mis en relation avec d'autres résidents de l'établissement.		
3	Dans l'établissement, on prend soin de rapprocher les résidents en fonction de leur lieu de résidence antérieur.		
4	Quand c'est possible, on donne des chambres proches à deux résidents qui se connaissent.		
5	Une clef de la chambre est remise au résident.		
6	On donne au résident les moyens d'assurer seul l'entretien de sa chambre.		
7	Le résident possède quelques ustensiles de cuisine.		
8	Le résident peut avoir son animal domestique dans sa chambre ou dans l'établissement.		
9	Le résident a les moyens dans sa chambre de préparer une boisson chaude ou de réchauffer des plats.		
10	Le résident peut avoir des plantes dans sa chambre.		
11	Le résident a toute liberté pour décorer sa chambre.		
12	Le résident a la possibilité de changer en tout ou partie la tapisserie de sa chambre avant son entrée.		
13	Le résident peut faire suivre ses meubles personnels lors de son entrée.		
14	Le résident possède sa boîte aux lettres personnelle.		
15	Le résident peut être abonné à un quotidien ou à des revues s'il le souhaite.		

Commentaires

L'ensemble des pratiques évoquées vise de façon transversale au maintien du lien social (items 14 et 15 en particulier). Parallèlement, on préserve la vie individuelle en favorisant la convivialité et en laissant l'autonomie au résident.

Vie collective du résident

La vie collective est dominée par le mécanisme de participation à la vie sociale de l'établissement. On observera l'ensemble des éléments qui structurent la cohésion de la vie en groupe pour les évaluer un à un.

Grille relative à la qualité de l'animation - 4			
N°	*Questions*	*Oui*	*Non*
1	Le résident participe à l'élaboration des menus.		
2	Le résident met le couvert (ou participe) et contribue à certaines tâches ménagères.		
3	Des résidents autonomes s'occupent partiellement des dépendants moteurs.		
4	Le résident (ou des résidents) participe(nt) à l'élaboration du programme des animations.		
5	Les résidents sont consultés sur la décoration de l'établissement.		
6	Le (ou les) résident(s) participe(nt) à l'élaboration du projet de vie.		
7	Le résident est sollicité pour une remise à jour du projet de vie.		
8	Le résident a la liberté de ses heures de sortie.		
9	Le résident n'a pas à informer de ses lieux de sortie.		
10	Le résident a la liberté de ses heures de repas.		

Commentaires

On analyse ici la vie en groupe en mettant l'accent sur le maintien de l'autonomie du résident et sur une invitation à participer aux tâches inhérentes à la collectivité. Par ailleurs, on essaie de développer un mécanisme de solidarité entre les résidents.

Communication

Il paraît également essentiel d'évaluer la communication au regard non seulement de l'efficacité de la transmission de l'information mais aussi des canaux mêmes de la communication. Par ailleurs, le contenu de la communication s'inscrit de façon transversale.

Grille relative à la qualité de l'animation - 5			
N°	*Questions*	*Oui*	*Non*
1	L'établissement possède un lieu central d'information connu et accessible à tous les résidents.		
2	L'information sur les animations est diffusée tous les jours.		
3	Les informations administratives bénéficient d'un canal de diffusion spécifique.		
4	Le journal local est affiché.		
5	Les événements locaux font l'objet d'une information écrite ou verbale.		
6	Les grands événements nationaux ou internationaux sont affichés.		
7	Un affichage différencié (par couleur ou autre) permet de repérer les types d'information.		

Commentaires

On privilégie dans cette grille la notion de citoyenneté, en essayant de préserver l'appartenance du résident à la vie sociale.

Animation

Le principe recherché par le biais de l'animation est la promotion du désir de vivre dans un espace collectif. Il s'agit donc de provoquer des *stimuli* (ou déclencheurs) qui vont restaurer le « désir de faire » chez le résident et, par la suite, le plaisir. Globalement, on dira que l'animation est là pour contribuer à maintenir l'identité de la personne âgée. Plusieurs formes de pratiques peuvent être évaluées ; elles touchent tant à l'organisation du temps (jour, semaine, mois, année) qu'à l'organisation de l'espace (dans et hors de l'établissement).

Grille relative à la qualité de l'animation - 6			
N°	*Questions*	*Oui*	*Non*
1	Une information quotidienne sur les animations est diffusée.		
2	La diffusion s'effectue par le personnel.		
3	La diffusion s'effectue surtout par l'affichage.		
4	Le résident est sollicité pour le choix des activités.		
5	Les pratiques d'animation sont individualisées.		
6	Les pratiques d'animation ne touchent que des groupes.		
7	Les pratiques d'animation font l'objet d'une fiche préalable.		
8	Les pratiques d'animation sont évaluées.		
9	Les pratiques d'animation différencient les activités de la recréativité.		
10	Les pratiques d'animation touchent à la créativité et au développement de l'estime de soi.		
11	Des activités spécifiques sont prévues pour marquer les grandes fêtes (locales et nationales, laïques ou religieuses).		
12	Les prénoms des résidents sont fêtés.		
13	Les prénoms du personnel sont fêtés.		
14	Les anniversaires des résidents sont fêtés.		

N°	*Questions*	*Oui*	*Non*
15	Les anniversaires des résidents sont fêtés individuellement.		
16	Les anniversaires des résidents sont fêtés collectivement.		
17	Les anniversaires des résidents sont fêtés à leur date ou rassemblés régulièrement.		
18	Un accord est demandé au résident pour fêter son anniversaire.		
19	L'intergénérationnel est développé dans le cadre de l'animation.		
20	Des réunions pour l'animation sont prévues au sein de l'équipe.		
21	Des réunions entre l'équipe et les bénévoles sont prévues pour assurer la coordination.		
22	Une évaluation de l'animation est prévue.		
23	Une enquête sur les besoins d'animation a été effectuée.		
24	La famille est sollicitée pour participer à l'animation.		
25	La famille est invitée à participer (ou à donner son avis sur) l'élaboration du projet de vie.		
26	Les bénévoles sont conviés à l'animation.		
27	Des associations sont conviées à l'animation.		
28	Le dimanche est marqué par un protocole particulier.		

Commentaires

L'animation s'apprécie sous ses différents aspects méthodologiques. Il importe de garder présent à l'esprit que l'idée de « faire plaisir » est centrale. Par ailleurs, cette évaluation accorde une place non négligeable à la solidarité, avec des interventions tant internes qu'externes. Une autre préoccupation reste de pouvoir scander et organiser le temps dans l'établissement à travers les fêtes et les activités.

Besoins du résident en coordination avec l'animation

La notion de besoin est ici abordée dans son mode opératoire. Elle est à coordonner avec l'animation.

Grille relative à la qualité de l'animation - 7			
N°	*Questions*	*Oui*	*Non*
1	Le résident est interrogé sur ses pratiques antérieures.		
2	Le résident est évalué sur ses capacités à continuer à s'occuper de son quotidien.		
3	Un recensement des désirs de « continuer à faire » est opéré auprès du résident.		
4	Les renseignements recueillis sont centralisés dans le « fichier du résident ».		
5	Une enquête de besoins a été mise en place.		
6	Les familles sont sollicitées pour communiquer les besoins du résident.		
7	Une réunion d'équipe permet d'analyser les besoins en vue d'y apporter une réponse.		
8	Un recensement est effectué au sein de l'équipe pour essayer de faire correspondre du mieux possible la réponse aux compétences.		

Commentaires

Nous avons souhaité introduire ici une grille différente (même si elle peut en recouper d'autres) des besoins du résident pour affirmer l'existence de besoins variés. En nous concentrant sur l'animation, nous abordons un besoin relationnel qui se distingue des autres besoins que nous avons développés plus haut.

Besoins du résident

À défaut de définir le « besoin », cette grille met l'accent sur ce qu'il nous semble devoir être protégé et préservé chez la personne âgée. Il s'agit donc d'aborder ici la « philosophie » générale de l'établissement. On s'interrogera sur certaines pratiques d'incitation (à faire) et sur l'intérêt que le personnel porte au recueil des données concernant l'histoire du résident. De ce fait, la grille que nous proposons peut être répartie dans toutes les autres évaluations.

Grille relative à la qualité de l'animation - 8			
N°	*Questions*	*Oui*	*Non*
1	Une enquête sur les besoins a été menée dans l'établissement.		
2	Les familles sont interrogées sur les besoins du résident.		
3	Un interrogatoire systématique concernant les besoins du résident est conduit à son entrée dans l'établissement.		
4	Une enquête sur les modes de vie antérieurs du résident est menée (voir l'accueil préalable).		
5	Les besoins exprimés (par les résidents, les familles ou les proches) peuvent trouver une réponse dans l'établissement.		
6	Une évaluation de la dépendance et des handicaps est effectuée à l'entrée.		
7	Toute l'équipe (rapprochée ou distale) a connaissance des résultats des différentes enquêtes menées sur les besoins.		
8	Des réunions d'équipe ont lieu pour apprécier l'évolution des besoins du résident.		
9	Une évaluation des « capacités à faire » du résident a été effectuée à l'entrée, puis est systématiquement actualisée.		
10	Le fichier du résident est utilisé pour noter ses besoins.		

Commentaires

Le personnel devra véritablement comprendre ce qu'est un « besoin », et s'interroger sur les moyens de le faire émerger chez le résident. L'aide d'un psychologue peut dans ce cas être importante. La notion d' « enquête » ne doit pas être comprise comme une agression. Il ne saurait être question d'entrer dans la vie intime du résident s'il ne le souhaite pas. Il sera bon en revanche de lui faire savoir que son intérêt est de partager un maximum d'informations avec le personnel, pour obtenir de meilleures réponses à ses attentes.

Respect du résident

Le rôle du personnel est essentiel dans le respect du résident, car les pratiques peuvent induire autant de bien-être que de traumatismes. Le respect reste en conséquence l'une des clefs principales de l'intégration de la personne âgée dans la structure. Il incitera à faire confiance, à se confier, à échanger, et à mieux investir les lieux de vie de l'établissement.

Grille relative à la qualité de l'animation - 9			
N°	*Questions*	*Oui*	*Non*
1	Les heures de lever et de coucher sont individualisées, ainsi que les heures de repas.		
2	Les menus se rapprochent le plus possible des goûts des résidents.		
3	Le personnel incite le résident à s'entretenir (se coiffer, se maquiller, s'habiller…).		
4	Les toilettes effectuées par le personnel font l'objet d'un protocole de discrétion.		
5	Le personnel incite le résident à participer à certaines activités sans les lui imposer.		
6	Le personnel vouvoie le résident, et l'appelle « monsieur » ou « madame ».		
7	Le personnel considère la chambre (ou l'appartement) comme un lieu privé (frappe avant d'entrer, par exemple…).		

N°	*Questions*	*Oui*	*Non*
8	Le personnel ne répond pas machinalement aux questions du résident et marque certaines attentions (bonne connaissance de ses besoins).		
9	Le personnel ne parle pas au résident en termes infantilisants.		
10	Le personnel s'est posé en équipe la question de ce que l'on peut mettre derrière les termes « violence » et « maltraitance ».		

Commentaires

Le respect est abordé à travers la responsabilité de l'équipe. Cette grille énonce tout ce qui est susceptible de relever du domaine de la violence pour des personnes fragilisées par leur état, et notamment pour les plus handicapées d'entre elles. On voit apparaître au fil des propositions les « habitudes » que peut avoir le personnel et leurs répercussions, allant jusqu'à un sentiment de négation chez le résident. On se trouve ainsi confronté au problème du respect du lieu de vie, surtout individuel (la chambre ou l'appartement), mais aussi collectif.

Pratiques institutionnelles

Les pratiques de l'établissement sont liées aux habitudes, enracinées par les années, ou imposées par les contraintes des locaux. On se heurte également au problème de la reproduction des pratiques par un personnel qui ne remettrait pas en question ce qu'il considère comme acquis.

Grille relative à la qualité de l'animation - 10			
N°	*Questions*	*Oui*	*Non*
1	Tout soin apporté au résident a d'abord fait l'objet d'une discussion en équipe.		
2	Des réunions systématiques et thématisées sont planifiées au sein de l'équipe.		
3	Les transmissions ont fait l'objet d'une réflexion d'équipe quant à leur contenu.		
4	Un outil central comme le « fichier du résident » est régulièrement consulté.		
5	Le personnel de nuit possède ses propres outils de travail.		
6	Le personnel a été formé aux différents outils de gestion humaine du résident (s'il en existe).		
7	Une grille d'autonomie-dépendance constitue un outil pour aborder le résident handicapé.		

Commentaires

Les outils sont à créer dans un premier temps, mais ils sont aussi à partager. Pour cela, il est nécessaire de les concevoir en équipe, et de les revoir régulièrement. Il faut leur donner un sens en permanence renouvelé, afin qu'ils soient le mieux adaptés possible aux situations. C'est un des buts de cette grille qui doit permettre de faire réfléchir le personnel sur son implication.

Implication du personnel

L'implication du personnel n'est pas synonyme de « vocation » ; elle suppose simplement qu'il prenne conscience de ses responsabilités au travail. Son autonomie doit lui donner un espace de créativité qui contribue au bien-être du résident.

Grille relative à la qualité de l'animation - 11			
N°	*Questions*	*Oui*	*Non*
1	La hiérarchie n'autorise pas la libre expression du personnel.		
2	Le personnel se propose systématiquement pour participer à l'animation.		
3	Le personnel formule des demandes de formation pour améliorer ses pratiques.		
4	Le personnel participe aux réflexions visant à améliorer l'organisation du travail.		
5	Le personnel participe (activement) aux réunions d'équipe.		

Commentaires

Nous décrivons l'implication dans la structure et non auprès du résident. Nous considérons que cet investissement doit rejaillir sur la qualité du travail, et de ce fait apporter un bénéfice à la personne âgée. L'implication directe auprès du résident relève quant à elle d'un savoir-être qu'il est par ailleurs difficile d'évaluer véritablement.

Une évaluation pour évoluer

Au-delà d'une évaluation du travail et de la qualité des pratiques, c'est bien le partage de la vie institutionnelle que nous essayons de comprendre et de cerner. Ce partage doit concerner tous les acteurs, et les grilles d'évaluation s'inscrivent bien dans cette dynamique, même si, abordée ainsi, elle peut paraître simpliste. On sait que, suivant les acteurs (personnel en général, infirmiers, directeurs, médecins, bénévoles, etc.), les objectifs peuvent être différents, voire parfois opposés ou opposables. La réalité montre que, plus que les objectifs, en fait généralement partagés par tous, les méthodes diffèrent.

Seul l'échange entre les différents acteurs, dans la reconnaissance de leurs différences, et finalement dans la dynamique de certains fils conducteurs communs, permettra au projet de vie de prendre tout son sens.

Chapitre 5

L'animation au centre du projet de vie

Différencier l'animation de l'activité

Les concepts sont toujours en évolution. Cette dynamique doit être prise en compte dans leur définition, de même qu'il faut toujours partir de leur signification nouvelle pour mieux percevoir la réalité de leur mise en pratique.

Dans un ouvrage précédent [1], nous avions donné des définitions de l'animation d'après son étymologie (*anima* en latin), pour montrer qu'elle « donnait une âme », tant aux résidents qu'à la structure tout entière.

Aujourd'hui, sans renier cette approche, il nous faut dépasser ce sens premier en opérant des distinctions entre ce qui concerne le résident, le personnel, et la structure. Par la différenciation du sens du terme, nous désignons des acteurs qui n'ont pas des intérêts identiques, et dont les pratiques elles-mêmes ne doivent pas être confondues.

En France, les rédacteurs de la « Charte des droits et des libertés de la personne âgée dépendante » ont situé l'animation par rapport à l'activité. Ils précisent dans l'article 6 : « L'activité ne doit pas être une animation stéréotypée. » Ainsi, on trouve d'un côté l'activité, et de l'autre l'animation, mais, comme le soulignent ces mêmes rédacteurs, « elle (l'activité) doit permettre l'expression des aspirations de chaque personne âgée ». L'activité devient donc un outil intégré à l'animation, qui a pour sa part une signification plus large. En tant

---

1. R. Vercauteren *et al.*, *Animer une maison de retraite*, Toulouse, Érès, 1995.

que sous-ensemble, il convient de s'interroger sur l'animation elle-même pour situer la place de l'activité.

Partant de là, il nous appartient de passer en revue différents aspects de l'animation.

Animer en trois dimensions

« Animer », c'est mouvoir, donner un mouvement. Toutefois, ce mouvement est « orienté », au sens où il ne peut pas être anarchique. Il relève d'une intention, d'une stratégie, visant un but précis. La notion d'« organisation » domine donc l'animation, et il nous faudra nécessairement connaître la finalité du mouvement pour le justifier. Dans le cas spécifique des établissements, la recherche d'une qualité de vie constitue bien l'objectif central, ce qui, implicitement, exigera des responsables de ces établissements de réfléchir au sens, avant de donner les moyens.

Dans ce cadre précis, animer va constituer un préalable au choix d'outils, qui deviendront les moyens, eux-mêmes associés à une pratique. On trouve alors le balayage suivant :

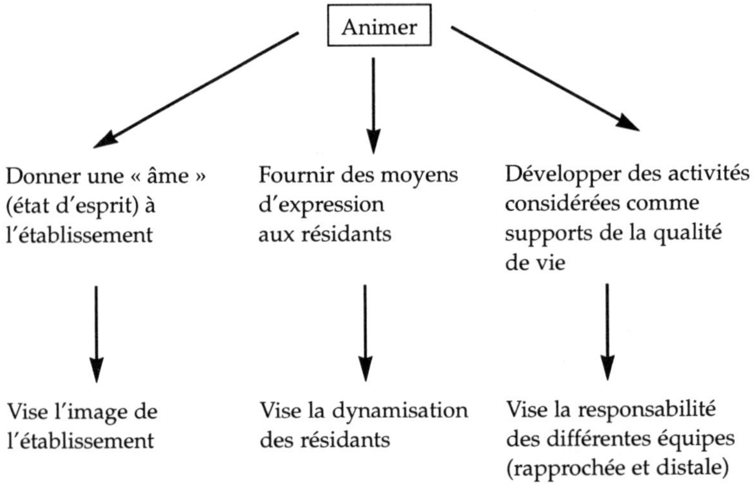

Même si la lecture du concept d'animation doit être transversale, la justification de l'animation réside avant tout dans la notion de « vie ».

Dans les faits, la vie de chacun alterne entre des périodes d'activités dites « utiles » (que l'on peut schématiquement appeler « le travail ») et des périodes de repos ou de loisirs que l'on appellera « récréatives ».

Est ainsi mise en évidence toute l'ambiguïté du terme « animation » pour des résidents qui, *a priori*, n'ont plus d'« utilité », du moins au sens économique du terme.

Cette problématique n'est pas sans conséquences sociales, car, au-delà de la non-productivité du résident, l'image sociale que son « inutilité » produit va avoir des répercussions. Nous récusons pour notre part la notion d'« inutilité » que certains considèrent comme intrinsèque à l'être humain, justifiant un désintérêt pour celui qui en est « victime ». En effet, si la personne âgée n'est plus « productive » en tant que telle (mais cela reste discutable car elle est économiquement au centre d'un marché générateur de plus-values), elle n'en demeure pas moins un être humain qu'il faut considérer hors de la rationalité productiviste.

Nous défendrons en conséquence l'idée qu'une personne âgée en établissement doit, soit bénéficier d'un moyen de réinventer l'alternance entre l'utilité et les loisirs, soit être en mesure, grâce à l'animation, de pallier son inutilité apparente (suivant la lecture sociétale) par un regain d'estime de soi.

À partir de là, nous définirons l'animation comme une méthode de travail qui permet au résident de retrouver, de trouver, ou de conserver son identité sociale, en le rapprochant des modèles de valorisation de l'être où les temps d'utilité sociale et les temps de loisirs alternent. Comprendre l'ensemble de cette problématique place l'équipe (surtout l'équipe rapprochée) au centre de la responsabilité de la qualité de l'animation.

L'équipe au cœur de l'animation

La compréhension des enjeux de l'animation, telle que nous venons de la décrire, pose à l'équipe le problème de sa cohésion : une équipe qui ne partagerait pas de façon systématique les grands principes que nous venons de développer risquerait de toute évidence de produire de la non-qualité au sein de l'établissement.

Si la notion d'« équipe » évoque celle d'« unité », d'individus avançant dans le même sens, la réalité est trop souvent bien différente dans les établissements.

Pourtant, l'existence d'un projet de vie, bâti en commun, connu de tous, fondé sur des valeurs partagées devrait permettre d'éviter l'apparition ou le développement de certains freins.

Le premier frein observé est justement celui qui naît de la méconnaissance d'un projet partagé par l'équipe. Si ce projet existe (ce qui n'est pas toujours le cas), le problème vient du mode de diffusion de son contenu. Cela signifie que la phase d'élaboration du projet aura omis l'étape de la diffusion [2], ou bien que le personnel fait obstruction à la connaissance de ce projet, pour des raisons qui touchent généralement à la crainte d'un changement.

Pourtant, la remise en question de certaines pratiques anciennes est essentielle à la dynamisation de l'animation. Il s'agit de rompre avec des habitudes, des routines, et donc de donner aux différents personnels les moyens de comprendre les enjeux d'une nouvelle animation [3]. Le problème est double : l'ancienneté des membres de l'équipe et les niveaux de compétence. Une équipe ancienne, n'ayant pas reçu de formation régulièrement (et parfois jamais), se révélera effectivement plus difficile à gérer dans l'optique d'une recherche de qualité, et donc à mobiliser sur le projet. On notera cependant l'intérêt d'une équipe qui a de l'ancienneté, de par les complicités positives de travail qui ont pu être générées dans le temps.

Il n'est pas rare non plus de trouver des freins ancrés dans des conflits d'équipe. Ces conflits ont autant d'origines qu'il y a de personnes dans une équipe. Pour autant, on observe aujourd'hui beaucoup de conflits qui relèvent d'une crise identitaire des différents professionnels. En effet, les mutations rapides des métiers conduisent beaucoup de membres du personnel à s'interroger sur leur place dans les structures et à se décourager. Là aussi, l'existence d'un projet de vie [4] peut apporter quelques réponses et un apaisement. Ce phénomène est d'ailleurs à mettre en parallèle avec l'indispensable reconnaissance des individus, qui passe par l'évaluation des compétences (initiales et acquises) de tous les éléments de l'équipe, afin de leur attribuer une fonction et un rôle qui leur correspondent au mieux.

Il existe beaucoup d'autres problématiques d'équipe, mais elles peuvent presque toutes être résolues par un projet de vie bien compris et bien diffusé. Ainsi, au-delà des freins à l'animation que nous venons de développer, apparaît clairement la nécessité de créer une véritable équipe autour du projet. L'intention de mener à

---

2. Cf. supra.

3. Cela est d'ailleurs valable pour l'ensemble du projet de vie, et pas uniquement pour l'animation.

4. C'est le cas notamment à travers le « microprojet du personnel », qui peut se soucier de l'identité des intervenants.

bien un projet d'animation suppose de considérer tous ces freins moins comme des limites aux objectifs d'animation que comme des réalités qu'il est possible de dépasser avec la prise de conscience de l'exigence de la qualité. Pour cela, il faut intégrer dans l'équipe une véritable réflexion sur ce qui est la « qualité de la vie ».

Les principes de fonctionnement de l'animation

Alternance activité-récréativité

Les principes de l'animation reposent sur l'alternance entre l'activité constructive d'une image sociale et les occupations récréatives. Pour y parvenir, nous proposerons le schéma méthodologique suivant :

- découvrir par une enquête les besoins d'animation des résidents. Cette enquête peut s'effectuer à tout moment dans l'établissement, mais l'idéal est de demander à chaque résident, le jour de son entrée, ses habitudes (s'il en a) dans le domaine, ou de faire émerger quelques standards de son mode de vie antérieur ;
- évaluer les capacités et les compétences du personnel de l'équipe rapprochée ;
- chercher des complémentarités dans l'équipe distale ;
- définir des objectifs d'animation en préalable à des contenus ;
- informer l'équipe sur les façons de stimuler (sans imposer) la participation des résidents ;
- trouver les moyens matériels nécessaires ;
- prévoir une évaluation de la pratique.

L'ensemble de ces éléments doit être analysé de façon transversale pour envisager une véritable pratique de l'animation, qui pourra développer l'image sociale de la personne âgée ou lui permettre de stimuler ses cinq sens.

L'animation valorisée

Les principes de l'animation doivent être connus des résidents pour qu'ils comprennent mieux pourquoi leur participation aux différentes activités est sollicitée. Par ailleurs, le nombre de participants pourra motiver le personnel dans la poursuite de son travail d'animateur.

Valoriser l'animation n'impose pas toutefois de la présenter comme une seule « thérapeutique » visant à la préservation de la santé du résident. Trop d'équipes ne voient effectivement dans l'animation qu'un outil de prévention du vieillissement (physique, physiologique, social, etc.), alors que l'enjeu est aussi de poursuivre une vie « normale ». En développant l'idée selon laquelle l'animation repose sur un principe normal de vie, entre activité et récréativité, nous avons privilégié la poursuite d'un rythme auquel tout individu adhère au cours de son existence. De ce fait, pour nous, avant d'être « thérapeutique », l'animation est bien l'outil de la poursuite de la vie.

Toutefois, valoriser l'animation auprès du résident impose également de lui faire prendre conscience des risques qu'il encourt s'il la rejette, bien qu'il faille tenir compte de sa nature propre qui le pousse vers une plus ou moins grande participation. À titre d'exemple, on peut dans le schéma qui suit établir des correspondances entre la vie normale et le rôle « thérapeutique » de l'animation.

Le tableau ci-contre doit avant tout être compris comme une incitation pour le personnel à prendre en considération le résident comme un être qui doit trouver dans l'animation les substituts des rôles qu'il n'est justement plus en mesure de jouer. Pour aller plus loin dans ce sens, il est indispensable d'envisager une enquête sur les besoins en animation.

Promouvoir une enquête d'animation

Il s'agit, dans ce genre d'enquête, d'évaluer les besoins de chaque personne âgée en matière d'animation, en respectant les principes que nous avons développés plus haut. En conséquence, le recueil des données est individuel, ce qui signifie que l'on sonde chaque personne pour connaître ses attentes et que les résultats sont exploités en vue d'une réponse individuelle. Mais le regroupement des données permet aussi de faire émerger des attentes collectives. Dans ce cadre, l'enquête débouche sur des projets d'animation globale, sous forme d'ateliers correspondant à des attentes de groupe.

L'enquête s'appuie généralement sur un questionnaire qui passe en revue les éléments essentiels de la qualité de la vie dans l'établissement. On peut partir de données générales pour se centrer ensuite sur des aspects plus personnels. Par exemple :

– Que souhaitez-vous faire durant la journée ?
  - décrivez-nous une journée type ;
– Pouvez-vous proposer des activités :
  - que vous aviez l'habitude de pratiquer chez vous,

- que vous n'avez jamais pratiquées mais que vous aimeriez commencer ?
– Pouvez-vous nous dire ce que vous faisiez chez vous, avant d'entrer dans l'établissement ?
– Aimeriez-vous pratiquer certaines activités si vous y étiez aidé (ou encouragé) ?
– Parmi les activités proposées par l'établissement :
- quelles sont celles qui ne vous conviennent pas (ou ne vous plaisent pas),
- quelles sont celles qui vous plaisent particulièrement ?

Ces cinq grands axes doivent être alimentés par des questions qui permettent de cerner plus finement les besoins du résident.

Pour ce qui est du recueil des réponses, il est conseillé de confier le questionnaire au personnel, ou aux familles, ou aux deux à la fois.

Dès que le recueil est effectué, un traitement informatique simple, sous forme de pourcentage, suffit à dégager des tendances. Les réponses individuelles peuvent être introduites dans le « fichier des résidents » présenté au premier chapitre du présent ouvrage.

Thématiser en vue d'évaluer

Grâce à toutes les réponses apportées, le programme d'animation va pouvoir s'organiser de façon efficace. Sur un plan pratique, il est bon de répartir par thèmes et sous-thèmes, qui, ainsi catégorisés, deviennent plus facilement évaluables.

Deux grands axes apparaissent d'emblée : les animations à l'intérieur et les animations à l'extérieur de l'établissement. Sans être exhaustif, on peut définir un certain nombre de thèmes dont :
– les activités en rapport avec l'histoire de la personne ;
– les activités de type culturel ;
– les activités ayant un lien avec la spiritualité ;
– les activités en rapport avec la prévention dans le domaine de la santé ;
– les activités impliquant des exercices physiques ;
– les activités développant les facultés intellectuelles ;
– les activités favorisant la convivialité et le lien social ;
– les activités aidant à la dextérité de la personne ;
– les activités de loisirs ;
– etc.

Au-delà de l'évaluation, cette thématique est un support intéressant en cas de présence d'un animateur dans l'établissement. Elle lui permet de former ses groupes de travail, d'individualiser ses pratiques, de personnaliser ses approches et, au final, de créer des fiches d'animation.

Exemples d'activités dans la vie courante	*Exemples d'activités en établissement*	*Objectifs recherchés*
– Faire des courses.	– Avoir accès dans l'établissement à des marchands ambulants.	– Préserver la citoyenneté.
– Regarder la télévision.	– Regarder la télévision.	– Garder un lien social à travers un regard sur le monde.
– Aller à son travail.	– Se rendre chez un(e) voisin(e) pour parler. – Prendre rendez-vous chez le coiffeur (ou autre) de l'établissement.	– Préserver l'image de soi. – Garder un lien social.
– Effectuer des tâches ménagères, comme l'entretien de la maison.	– Effectuer des tâches ménagères (garder pour cela dans la chambre des ustensiles de ménage). – Participer avec le personnel aux tâches ménagères.	– Ne pas rompre avec les activités du quotidien en vue de préserver l'image de soi. – Éviter de se voir ôter des capacités à accomplir certaines tâches du quotidien et se représenter comme un être « utile ».
– Contribuer à l'éducation de ses enfants.	– Participer à des ateliers de réflexion et d'échanges sur les modes de vie du passé. – Privilégier les activités intergénérationnelles.	– Maintenir les liens avec les autres générations pour favoriser la transmission. – Entretenir la mémoire.
Etc.	Etc.	Etc.

Construire un triptyque de l'animation

Fiche d'animation

La fiche d'animation a pour fonction d'effectuer un suivi analytique des animations. Elle peut se présenter sous différentes formes et celle que nous proposons ne constitue qu'un exemple.

En tant que telle, cette fiche ne fournit pas d'éléments d'évaluation. Essentiellement descriptive, sa mission principale est d'être commentée avec d'autres acteurs, les personnes âgées elles-mêmes, les familles, etc.

Elle se rapproche d'une sorte de « guide général » de l'animation.

Fiche d'animation

Intitulé de l'activité :

Type : (indiquer le thème)

Catégorie : (individuelle ou collective)

Objectifs visés : (à énoncer avec précision)

Nom du (ou des) responsable(s) :

S'il s'agit d'une personne extérieure à l'établissement :
– *Nom de la personne :*
– *Adresse* :
– *Coordonnées téléphoniques :* *Fax :* *E-Mail :*
– *Jours et heures de contact :*
– *Qualité* (bénévole ou non, profession...) *:*
– *Remplaçant éventuel :*

Jours et heures prévus pour la réalisation :

Durée prévue :

Jours de début : *Jours de fin :*

Lieu de déroulement :

Cette rubrique est essentielle pour une organisation précise. Elle permet aussi de savoir si ce lieu est disponible au moment de l'animation.

Nombre de participants : (minimum/maximum)

Noms des participants :

Cette fiche d'animation formalise une première étape. Elle permet de bien cadrer l'intention de l'animation et de lui faire correspondre une population préalablement ciblée. Elle doit être associée à une deuxième fiche dite de « déroulement de l'action ».

Fiche de déroulement de l'action

Fiche de déroulement de l'action

Date :

Dates d'exécution de l'action :

Moyens humains mobilisés :
Préciser s'il y avait d'autres personnes que prévu ; on peut aussi détailler la qualification des intervenants, leur articulation, leur nombre.

Moyens matériels :
Préciser s'ils ont été suffisants, s'ils correspondaient bien à l'activité, et s'ils ont été faciles à utiliser. On peut en faire une description détaillée s'ils sont réutilisables.

Comportement des participants :
Préciser si la population visée correspondait aux objectifs et s'il est nécessaire de revoir certaines données.

Absents :

Cette fiche de déroulement peut être complétée à l'issue de chaque temps d'animation (si l'action se déroule sur plusieurs journées), ou simplement à la fin. Sur le fond, il s'agit d'une préparation à l'évaluation et elle doit être considérée comme un véritable « carnet de bord ». On remplira autant de fiches que nécessaire.

Fiche « bilan-évaluation »

L'évaluation proprement dite s'effectue à partir d'une troisième fiche, que l'on peut présenter comme suit :

Fiche bilan-évaluation

Date :

Atteinte de l'objectif global :

Atteinte des objectifs secondaires :
Activité individuelle : atteinte par la personne ? Activité de groupe : atteinte par l'ensemble du groupe, avec un développement spécifique pour certaines personnes ?

Compétences de l'animateur :
Préciser s'il lui a manqué des domaines de compétence.

Intérêt des résidents :
Préciser si l'animation n'a pas souffert de l'absentéisme, et s'il a été fait un bilan individuel de satisfaction. En préciser la forme : entretien individuel, questionnaire individuel, ou de groupe.

Coanimation :
Préciser s'il y a eu coanimation et, le cas échant, la façon dont s'est déroulée l'articulation.

Présence de la famille ou de l'équipe élargie :
Préciser les objectifs qui ont été pris en charge par ces acteurs, et la façon dont ils ont procédé pour les articuler avec l'animation.

Évaluation des moyens matériels :
Préciser la façon dont ils ont été utilisés, si leur quantité a été suffisante, s'ils correspondaient aux attentes.

Évaluation du lieu :
Préciser s'il était adapté à l'animation.

Bilan de satisfaction :
Préciser s'il a été effectué un bilan de satisfaction auprès des participants et ce qu'il a pu en être retiré.

Pérennité-transférabilité :
Préciser si l'action peut être reconduite ou si elle peut être adaptée à d'autres situations.

Avis général du (ou des) animateur(s) :
Préciser si l'animation était en rapport avec les attentes, s'il faut trouver des axes de perfectionnement, et s'il est nécessaire de modifier certains aspects.

Les trois fiches que nous venons de proposer doivent être retenues dans leur principe et non systématiquement dans leur contenu. Notre objectif est de donner un axe méthodologique sous la forme d'un guide qui doit être adapté.

Le projet de vie dans l'animation

On comprendra que l'animation tient une place particulière au sein du projet de vie. Si celui-ci contribue à « donner une âme » à l'établissement, l'animation en est un vecteur formalisé.

La formalisation et la dynamique de la structure peuvent transparaître à travers la repérage des besoins quotidiens de la personne âgée, devenue « résident » dans l'établissement. Il s'agit donc maintenant de s'interroger sur la qualification des professionnels susceptibles de faire remonter ces « besoins ».

Chapitre 6

La professionnalisation des intervenants

Différencier les niveaux d'intervention

La formation des intervenants auprès des personnes âgées s'apprécie sur différents plans :
- l'établissement ;
- les degrés de responsabilité ;
- l'état de la personne (population accueillie).

Le croisement de ces différents points va permettre de repérer des niveaux d'intervention spécifiques, mais aussi de dégager des lignes d'action communes à tous les intervenants. De façon schématique, nous distinguerons les intervenants auprès des personnes âgées en établissement à partir de la catégorisation simplificatrice suivante[1] :

1. Le personnel médical décideur :
- médecins, médecins gériatres et autres spécialistes.

2. Le personnel paramédical autonome :
- infirmiers ;
- ergothérapeutes ;
- kinésithérapeutes ;
- psychomotriciens.

3. Le personnel paramédical agissant sous contrôle :
- aides-soignants (aides médico-psychologiques) ;
- agents de service.

---

1. Chaque pays peut avoir son propre repérage professionnel. Nous essaierons d'uniformiser ce repérage sur la base de « compétences ».

4. Le personnel social autonome :
– assistantes sociales ;
– animateurs.

5. Le personnel d'appoint ou de compétences spécifiques :
– bénévoles.

Tous ces intervenants sont investis d'une responsabilité morale identique, mais leurs responsabilités fonctionnelles diffèrent. Le problème de la professionnalisation, telle que nous entendons l'évoquer, ne concerne pas leurs compétences spécifiques, liées à leurs études (ou assimilé), mais la coordination et l'articulation de ces compétences.

On peut schématiquement produire une typologie des interventions qui marque les interférences des compétences :

Interventions médicales	*Interventions médico-sociales*	*Interventions sociales*
Médecins et spécialistes Partiellement : – infirmiers – kinésithérapeutes	– Infirmiers – Ergothérapeutes – Kinésithérapeutes – Psychomotriciens – Aides-soignants	– Assistantes sociales – Bénévoles – Animateurs – Agents de service Partiellement : – infirmiers – ergothérapeutes – psychomotriciens

L'objectif, dans le cadre d'un projet de vie, est de comprendre en quoi la coordination met en évidence la place de chacun des acteurs, et donc leur professionnalisme.

En termes de professionnalisme, l'identité de chacun se fondera, au-delà de la législation et des diplômes, sur la reconnaissance d'un accès spécifique à la personne âgée. De ce fait, une évaluation de l'intervention peut constituer un indicateur si elle repose sur la conception d'un diagnostic différencié que nous évoquerons plus loin.

Développer les compétences et la coordination par les formations

Des objectifs à définir

L'existence de ces trois catégories d'acteurs que sont les professionnels, les familles et les bénévoles suppose de coordonner les finalités de leur action auprès des résidents, grâce à des formations spécifiques et à la recherche de compétences différenciées.

Les objectifs généraux de formation seront donc distincts pour que les acteurs y trouvent leur intérêt, qu'ils s'y retrouvent eux-mêmes et ne se sentent pas décalés par rapport à leur niveau de base. Cela n'exclut pas, bien au contraire, le fait d'une transversalité de leur action, et donc d'un accès spécifique à la connaissance.

Les différents niveaux de formation vont en conséquence distinguer les intervenants. Des axes communs de développement existent cependant, qui amènent chacun à se situer dans un cadre qualitatif particulier autour de trois grandes dimensions : la polyvalence, l'aspect comportemental et la compétence professionnelle.

Nous ne développerons pas dans le présent ouvrage le niveau des compétences professionnelles. Il relève en effet des formations initiales, réputées effectuées dès lors que le diplôme est acquis.

Une polyvalence à définir à chaque niveau de formation

Défense de la notion de diagnostic

La polyvalence donne les moyens d'un accompagnement global du résident, et ce, dans un cadre légal, défini par les textes en vigueur, délimitant clairement les compétences et les rôles des acteurs. Cet aspect est toutefois souvent ignoré dans les pratiques : nombre d'agents de service [2] en institution effectuent des tâches qui ne leur incombent pas.

Ce constat démontre peut-être l'incongruité des limites imposées. Mais sa pertinence est également à analyser au regard de l'évolution des métiers. Cela pourrait impliquer bien évidemment une nouvelle législation.

Avec la polyvalence, la notion économique se superpose à la dimension humaine. Nombreux sont les exemples qui montrent

---

2. Un « agent de service » agit sous contrôle de l'infirmière et de l'aide-soignante.

qu'un résident, dépendant ou non, crée les repères de sa survie dans la confiance qu'il accorde à un intervenant unique, à la fois référent et tuteur moral de ses actes.

Sur un autre plan, la polyvalence permet d'accéder à une forme de personnalisation de l'aide. Alors qu'une intervention pluridisciplinaire s'attache, dans un cadre individualisé, à rassembler toutes les personnes présentant des besoins identiques ou semblables, de façon à les aborder rationnellement, la personnalisation demande à l'intervenant de prendre en compte toutes les facettes d'une personne unique. Par l'individualisation et la personnalisation, nous abordons donc deux concepts différents de la polyvalence.

La notion de polyvalence met en lumière la multiplicité des acquis nécessaires à une intervention. Il semble effectivement indispensable aujourd'hui de décloisonner le système en place, qui a trop souvent tendance à opposer les intervenants. Ce problème peut être réglé notamment par le développement d'une identité professionnelle, à travers la formation. Avec la polyvalence, nous pensons favoriser la coordination entre les intervenants, sachant toutefois que la connaissance relative à l'exercice du métier reposera sur des critères différemment identifiables. En effet, si, par nécessité, l'institution représente un territoire exigeant des interventions multiples, il faudra bien conserver la spécificité de chacun. Il faut donc organiser la polyvalence sur des lieux communs au centre desquels nous plaçons le comportemental.

Se situant dans une conception du soin moins curative que gérontologique, qui s'exprime davantage en termes d'accompagnement et de soutien, la polyvalence dessine des savoirs où les employés, aidants professionnels, auront une approche du principe de diagnostic, ou, pour le moins, de diagnose [3].

Le terme « diagnostic » implique à la fois une démarche analytique et un accès à la responsabilité qui suppose une capacité d'abstraction. Il est toutefois évident que cette notion doit être définie en tenant compte de la spécificité d'un agent de service, afin qu'il n'y ait pas d'interférence avec le diagnostic infirmier [4] ou le diagnostic médical.

Cette relativisation du concept de diagnostic souligne qu'une formation à la diagnose se conjugue avec l'obligation de développer

3. Nous considérerons ici que le diagnostic est la partie finale, opératoire, du principe de diagnose. La diagnose s'inscrit donc comme une démarche, aspect que nous voulons penser incontournable.

4. On notera que le terme de « diagnostic » est introduit en France dans la loi du 30 décembre 1981.

un esprit d'équipe, où chacun doit être reconnu pour ses compétences propres. La multiplicité des approches diagnostiques définit le véritable cadre d'une intervention auprès de la personne âgée.

L'approche comportementale comme fil conducteur

L'aspect comportemental doit être abordé dans les formations, quel que soit le niveau de responsabilité des intervenants, et qu'ils appartiennent au champ médical, paramédical ou social. Ce n'est pas en effet la fonction qui définit le mode d'approche d'une personne âgée, mais plutôt la conception homogène de la dignité, de la citoyenneté, et finalement, de l'être humain que doivent avoir les intervenants. Il n'est aucun statut qui puisse justifier une approche de la personne âgée qui ne reposerait pas sur cette conception. Les formations ont donc pour objectif de se pencher sur une approche comportementale discutée et comprise de façon identique par tous les acteurs : il n'est pas acceptable que la fonction définisse un mode d'approche relationnelle qui lui soit spécifique, même si cette fonction peut générer chez les personnes âgées (et leur famille) des comportements différents.

On comprend bien toute l'importance d'une bonne connaissance de la structure psychique comportementale de la personne âgée, ce qui n'est pas si facile quand on a affaire à un individu dont la dépendance est mentale. Cela ne s'avère pas non plus très aisé lorsque l'on sait que chacun des professionnels s'enferme de façon assez systématique dans la représentation qu'il a de sa fonction, ce que, de surcroît, son environnement contribue largement à renforcer.

Ce constat met en évidence la nécessité de mettre en place des formations qui visent à « déconditionner » les acteurs par rapport aux images qu'ils ont des pratiques, acquises parfois lors de formations initiales – quand elles existent.

Sans qu'il s'agisse pour nous de se focaliser sur cette profession et sa formation, qui a par ailleurs montré tout son intérêt, on évoquera le cas des infirmières préparées à exercer leur métier, dans une conception dominante du soin curatif, avec une approche centrée davantage sur la personne malade que sur la personne âgée. On sait d'ailleurs que bon nombre d'infirmières ont parfois quelques difficultés[5] à passer d'une structure médicale à une

---

5. Marie-Christine Vercauteren, *L'Identité professionnelle des monitrices d'écoles d'infirmières*, mémoire de maîtrise, université Paris-8, 1987.

maison de retraite, où elles doivent faire le deuil de l'objet pour lequel elles ont été formées : le malade.

Pour aussi abrupt que soit ce constat, il n'en est pas moins vécu et révélateur d'un comportement qui repose sur les compétences médicales plutôt que sur la compréhension de la personne âgée. Cette dernière, même si elle souffre de dépendances réduisant son autonomie d'action et de compréhension, n'en continue pas moins d'être citoyenne[6].

La nécessité d'introduire dans les formations une réflexion sur soi, sur ses propres comportements, et finalement une analyse critique de ses pratiques, paraît donc essentielle.

On sait en effet que certaines formations initiales ne peuvent être qualitativement opérationnelles que si elles sont adaptées au milieu gérontologique, c'est-à-dire spécifiques. Cette réflexion vaut d'ailleurs aussi bien pour l'aide-soignante[7] que, paradoxalement, pour l'agent de service[8], pour qui la formation n'existe pas. Leurs comportements reposent sur des représentations de personnel soignant et impliquent des attitudes en rapport.

L'approche comportementale suppose donc à la fois un travail sur soi et sur la compréhension de cette personne âgée que l'on a en face de soi, et qu'il est facile d'enfermer dans une dimension pathologique. Cela, particulièrement, si elle est atteinte d'un certain nombre d'incapacités, de déficits, et donc de dépendances.

On soulignera par ailleurs que les professionnels exercent sur les familles une emprise non négligeable, et qui croît proportionnellement au statut de celui qui intervient[9]. Il faut en effet savoir que les familles, comme les personnes âgées, décident souvent d'un passage en institution à partir d'un diagnostic médical, et que, si la décision finale appartient toujours à la personne âgée elle-même, elle est largement conditionnée par le degré de liberté que ce diagnostic lui laisse. Ce degré de liberté est souvent entaché de pression, point qui doit être abordé dans les formations de tous les acteurs concernés.

La compétence est à considérer sous deux angles ; l'un n'est pas analysable dans le cadre d'une formation, l'autre relève d'une approche spécifique.

---

6. Richard Vercauteren *et al.*, *Construire le projet de vie en maison de retraite*, *op. cit.*
7. L'aide-soignante se trouve, en France, sous la responsabilité directe de l'infirmière.
8. L'agent de service relève, en France, de la responsabilité de l'aide-soignante.
9. On sait par exemple que la parole du médecin aura plus de poids que celle de l'infirmière, celle de l'infirmière davantage que celle de l'aide-soignante, etc. On a souvent plus de mal, dans les représentations, à situer la parole de la direction.

L'angle qui ne saurait faire l'objet d'une analyse, du moins *a priori*, est lié à l'obtention d'un diplôme. On ne peut pas, en effet, contester qu'un diplôme donne des compétences, puisque c'est là son objectif premier, quel qu'il soit. Le débat peut certes s'ouvrir sur la pertinence de ces diplômes. Il ne nous paraît pas intéressant cependant d'entrer dans ces considérations dans notre ouvrage, estimant que, par définition, ces diplômes correspondent à des réalités attendues sur le terrain.

La question des aptitudes personnelles, au-delà de l'apprentissage des savoirs, est ici clairement posée. Par ailleurs, on peut se demander comment sont recueillies les attentes du terrain, de quelle manière elles sont interprétées, et par qui. On serait peut-être surpris de voir que certaines « réalités » résultent en fait d'incapacités à gérer des situations, ce qui amène le débat vers d'autres sujets : qui établit la norme, et dans quel objectif ?

De façon plus prosaïque, on aura observé que ces diplômes ne laissent que peu de place aux problématiques spécifiques de la gérontologie ou du handicap, qui en sont même parfois absentes.

La formation des premiers niveaux

Même si l'on ne peut nier une grande évolution de certains diplômes tournés vers les personnes âgées, l'absence d'une spécialisation dans ce champ d'action laisse toujours perplexe[10].

Ainsi se trouve-t-on avec des spécialisations qui touchent le premier âge de la vie (diplôme de puéricultrice ou auxiliaire de puériculture), des diplômes généraux qui concernent l'âge adulte, des diplômes qui concernent les personnes atteintes de troubles mentaux. En revanche, peu de diplômes existent en relation avec les personnes âgées[11].

Nous abordons là une problématique, trop peu évoquée, concernant la notion de « petits boulots », pour lesquels aucune formation ne vient accréditer une identité professionnelle. Ainsi mise en exergue, cette incohérence pose la question des compétences attendues de ces employés que l'on ne forme pas, alors que les demandes des personnes âgées, très souvent dépendantes, se font de plus en plus précises.

10. La situation est un peu différente suivant les pays. Toutefois, la problématique de fond reste.
11. Et aucun en France, sauf dans le cas de l'aide à domicile.

Quelles compétences exiger de ce personnel lorsqu'il intervient auprès d'un résident atteint de troubles mentaux, et que la famille le presse d'agir, quand bien même son professionnalisme ne tient qu'à son bon sens, à sa bonne volonté et à un peu d'habitude ?

On relèvera à ce propos que toutes ces personnes sont très souvent seules, comme c'est régulièrement le cas en institution, quand il s'agit d'assurer une garde de nuit [12].

Cette observation est d'ailleurs corroborée par une très forte demande de formation de leur part, avec le seul objectif d'essayer de mieux s'armer devant les situations difficiles rencontrées auprès des dépendants psychiques. Il est vrai que nous avons affaire à une progression exponentielle de ce type de pathologie. On sait bien que les évolutions ne se décrètent pas, au moins pourraient-elles être prévues quand les indicateurs deviennent aussi clairs.

Ici, les observateurs que nous sommes doivent s'interroger sur les objectifs poursuivis par une telle politique de formation.

L'analyse fait ressortir qu'une absence de qualification dans le domaine gérontologique pour les employés de premier niveau serait plutôt favorable à l'économie et à la rationalisation du coût des prises en charge. N'est-ce pas là effectivement ce qui constitue aujourd'hui l'un des enjeux majeurs de notre société ?

La naissance de l'auxiliaire en gérontologie

Certains centres, conscients de la nécessité de former, largement poussés par les demandes européennes, et particulièrement par celles émises par la Belgique et le Luxembourg à la recherche d'une nouvelle efficacité pour leur action gérontologique, ont préféré oublier les risques d'une « guerre des diplômes » pour répondre par un apprentissage spécifique au champ gérontologique. Ces centres se sont affichés comme les pionniers d'une qualification des premiers niveaux, et ont été parfois aidés par l'Europe et par l'État, grâce à des budgets nationaux, mais aussi par les régions et par certaines directions départementales des Affaires sanitaires et sociales.

C'est ainsi que sont nées les « auxiliaires en gérontologie » pour répondre aux attentes liées à l'accueil des personnes âgées, tant en

12. Enquête conduite par l'IPES concernant une comparaison Belgique/France, présentée au Gérontoforum organisé par Alexandre Carlson, à Louvain-la-Neuve, en janvier 1999.

institution qu'à domicile, et ce depuis 1993. On peut à présent essayer, avec le recul, d'analyser les taux d'embauche depuis cette date. Le constat s'impose que la quasi-totalité des personnes formées ont trouvé un emploi, confirmant le degré d'attente des employeurs. On pourra certes opposer avec justesse que beaucoup d'entre elles ont bénéficié de contrats aidés par l'État [13], mais une analyse plus fine des postes a bien montré que toutes ces catégories de contrats se sont rapidement transformées en engagements fixes, à temps plein ou à temps partiel, selon les statistiques réalisées neuf mois après la sortie de la formation.

Pour ces auxiliaires en gérontologie, on peut dire que, dans un marché de l'emploi qui favorise abusivement les sous-qualifications ou les non-qualifications, les embauches n'ont pas tenu compte du seul aspect économique, mais de la qualification acquise, qui acquiert de ce fait une véritable reconnaissance.

Relations entre formation initiale et formation professionnelle

Les intervenants professionnels, en institution ou à domicile, ont pu être introduits dans la formation d'auxiliaire en gérontologie. Cette organisation a permis d'accueillir simultanément, dans un même groupe, et pour certains modules, des responsables de maisons de retraite, des infirmières, des aides-soignantes, et des agents de service. Sur un plan pédagogique, ce type de modularisation a donné aux plus inexpérimentés l'occasion de bénéficier d'une transmission plus rapide de certains savoirs, et ce dans un autre contexte que celui de l'alternance [14].

C'est dans cette direction que l'on peut demain faire évoluer cette formation, c'est-à-dire en l'orientant vers un principe de modularisation qui, selon les options choisies, permet l'acquisition d'une « mention complémentaire » par des personnes déjà titulaires de diplômes. Peut-être est-ce aussi le prix à payer pour contrebalancer les excès, que nous relevions plus haut, d'une politique trop focalisée sur l'emploi, au détriment de la qualité...

---

13. En France.

14. La formation d'auxiliaire en gérontologie s'effectue par alternance pour les jeunes ayant un niveau moyen de type brevet (inférieur au baccalauréat). L'alternance consiste en deux périodes de trois semaines de stage en institution ou à domicile, et en 350 heures de formation au centre.

Une formation spécifique d'auxiliaire en gérontologie

La notion de « mention complémentaire » caractérise un approfondissement professionnel soit homogène, soit modulaire. Il sera homogène s'il nécessite une approche unique et uniforme ; il sera modulaire s'il fait l'objet d'un découpage en plusieurs étapes. Nous voyons de ce fait une double vocation au cursus d'auxiliaire en gérontologie :
– un approfondissement homogène pour les titulaires de diplômes de base ;
– un approfondissement modulaire, pour des titulaires de diplômes supérieurs. Dans ce cas, seuls quelques modules viendront étayer de façon très précise des domaines trop survolés dans ces diplômes.

Cette approche peut être représentée sous la forme du schéma ci-contre[15].

À travers ce schéma, nous voulons avant tout faire ressortir que les différents acteurs de l'intervention gérontologique et du handicap peuvent, quel que soit leur niveau, avoir un discours commun, à partir d'une approche commune. Depuis de nombreuses années, les coordonnateurs de l'action gérontologique se plaignent des démarches non rationnelles, parfois même incohérentes, des divers intervenants : la mention complémentaire est là pour pallier cette carence sur le plan de la communication et des compréhensions. Elle devient de ce fait un des rouages du mécanisme d'uniformisation de la compréhension du phénomène gérontologique, même si les pratiques restent pour leur part spécifiques aux formations initiales. Nous avons d'ailleurs pu démontrer que la disparité des niveaux, impliquant de fait des modes de compréhension différents, n'avait aucune répercussion au moment des cours communs, ni sur le plan de la pédagogie, ni pour ce qui concerne les attentes des acteurs.

La formation des bénévoles et des familles

Notre développement s'est surtout attaché aux professionnels (équipe rapprochée), à leur emploi et à la formation qui doit leur être propre : face à la technicité de demain, ils demeureront les

15. Nous reprenons ici un schéma que nous avons développé dans un ouvrage précédent : B. Dherbey, P. Pitaud et R. Vercauteren, *La Dépendance des personnes âgées*, Toulouse, Érès, coll. « Pratiques du Champ social », 1996.

Diplôme d'auxiliaire en gérontologie [16]

Parcours total

Hygiène, sécurité, secourisme ;
Politiques du vieillissement ;
Approche de la personne âgée, développement normal et pathologique ;
Diététique ;
Législation, déontologie ;
Principe de diagnostic ;
Modes de vie en institution et à domicile ;
Vie d'équipe ;
Organisation du travail ;
Animation.

Mention complémentaire

Modules :
- le handicap ;
- accompagner la fin de vie ;
- l'accueil et les filières de passage ;
- la mobilisation de la personne âgée ;
- la sexualité des aînés ;
- la psychologie de la personne âgée ;
- l'état démentiel et la désorientation ;
- l'analyse de la qualité de vie ;
- le projet de vie ;
- le principe de la relation d'aide en gérontologie ;
- la dépendance à domicile et en institution.

16. Le référentiel a été bâti en 1993 par R. Vercauteren et a subi des évolutions depuis.

pivots incontournables de la prise en charge des personnes âgées. En revanche, l'histoire et les pratiques actuelles ne devront jamais négliger les familles et les bénévoles, dont on sait qu'ils organisent des solidarités de proximité, véritables relais des prises en charge formelles.

Au cœur de la problématique désormais bien connue de la famille, se trouvent les difficultés qu'elle a de se « déposséder » du lien affectif, au profit d'une « transmission » à une tierce personne, qu'elle soit professionnelle ou bénévole.

La compétition qui se joue entre ces acteurs nous semble, elle aussi, avoir un support affectif, dans la mesure où la personne âgée n'hésitera pas à se reporter sur la professionnelle qui la soutient, peut-être même en rejetant sa famille.

Notre propos ne sera pas ici d'analyser les rouages de ce mécanisme, qui suppose un apprentissage de la part des familles. Mais il est clair que la formation des proches, au-delà de l'information, toujours indispensable, doit expliciter les frontières qui les séparent des professionnels, et de ce fait dessiner le contour de ce que chaque acteur peut attendre de l'autre.

De façon lapidaire, on dira que, dans le contexte de l'institution, la famille apparaît souvent comme une intruse, puisqu'elle intervient auprès de son aîné dans un cadre qui appartient « à l'autre », c'est-à-dire au personnel. La famille a en quelque sorte la place que veut bien lui accorder l'équipe.

Ainsi, s'il est un domaine qui appartient à la formation, c'est bien celui de l'apprentissage d'une compréhension mutuelle des acteurs, pour ne pas faire de la personne âgée un otage, et risquer de la déstructurer.

Pour sa part, le professionnel doit situer son intervention dans un contexte où la dépendance devient trop lourde pour la famille, voire pour le couple « famille-bénévole », qui est bien souvent venu suppléer de façon informelle une première défaillance familiale.

Autant la famille tient une place naturelle dans la prise en charge de son aîné dépendant – place qu'elle a la liberté d'assurer ou non, alors que les professionnels agissent sans ce choix dans un cadre formel –, autant le monde bénévole s'avère difficile à cerner.

Nous devons évoquer d'emblée la stratégie idéologique qui *peut* animer le bénévolat, sans pour autant l'expliquer totalement. La notion d'entraide appartient à une zone de flou, à laquelle il est peu aisé d'attribuer un contenu objectif.

Dans le contexte spécifique de la dépendance, le bénévole doit être lui aussi concerné par la formation, dès l'instant où la personne âgée nécessite un acte proche du « technique ». Son intervention reste toutefois problématique dans la mesure où l'acte technique définit une identité professionnelle à laquelle, sauf exception, il ne peut prétendre, faute de posséder les diplômes nécessaires.

La formation du bénévole nous semble avant tout devoir être centrée sur une entraide qui ne touche pas particulièrement la prise en charge du handicap, et qui respecte les limites légales et professionnelles.

La formation, clef du projet de vie

Au-delà de toutes ces approches de la formation, le projet de vie veillera utilement à faire référence à des compétences multiples. Le terme de « compétence » doit renvoyer à des contenus vérifiables, soit par des diplômes, soit par un recensement des acquis liés aux expériences antérieures. On conviendra que les compétences doivent être soumises à des repères professionnels validés par les besoins de la personne âgée devenue « résident ». La formation devient ainsi la clef d'un projet qui sera lui-même soumis (ou associé) à l'analyse de la réponse juste que les intervenants (équipe rapprochée ou distale) se doivent d'apporter.

Concernant la personne âgée dépendante, et plus particulièrement dépendante psychique, il sera opportun d'associer à la formation un projet de vie spécifique que nous développerons dans le chapitre suivant.

Chapitre 7

Un projet de vie pour la démence [1]

Préalables

Ce chapitre répond à l'opportunité d'étendre la problématique culturelle et méthodologique à une catégorie d'usagers en forte expansion dans les structures résidentielles pour personnes âgées : les résidents affectés par la maladie d'Alzheimer ou d'autres formes de démence. Quel « projet de vie » imaginer pour ces personnes fortement désorientées, souvent atteintes de troubles de la cognition et du comportement affectant leurs facultés critiques et obérant la possibilité même d'un choix de vie libre et conscient ?

Pour répondre à cette question, il faudrait avoir recours à des considérations théoriques et tenir compte des apports expérimentaux, ce qui dépasserait de loin les limites et la signification de cette publication. Nous avons choisi ici de suivre une conviction culturelle, qui est celle de la possibilité d'un projet de vie même pour la démence, en fournissant une documentation pragmatique concernant des instruments opérationnels adaptés à une « résidence Alzheimer » œuvrant quotidiennement à un projet systématique d'assistance et d'animation [2].

Une première partie propose trois fiches relatives au premier élément éthique de la relation avec la personne démente : l'« écoute ». Deux d'entre elles sont une simple lecture microsociale destinée aux

1. Ont participé à la rédaction de ce chapitre : Caterina Chiodini, psychopédagogue ; Marco Predazzi, médecin ; Daniela Foglia, directeur d'établissement, appartenant à l'équipe de « Il Melo ».
2. Les objectifs sont ceux décrits dans le chapitre 6.

responsables de communautés ; une autre propose une instrumentation plus complexe d'« observation systématique » destinée à la formation professionnelle des opérateurs. Sur le plan international, de riches échelles psychométriques et des fiches d'évaluation spécialisée du patient dément sont disponibles ; mais le vide est grand en matière d'instruments destinés aux opérateurs assistantiels afin d'accroître leur faculté de compréhension du résident au quotidien. C'est dans cette direction que cette contribution entend agir.

La deuxième partie fournit une série d'instruments destinés à l'auto-évaluation de l'élément essentiel dans la dyade assistantielle, c'est-à-dire l'opérateur. Ces instruments sont utilisés dans les parcours de formation et professionnels des opérateurs assistantiels ; c'est en effet sur eux que repose tout le processus de prise en charge et de « thérapie » comportementale des résidents affectés de démence.

La troisième partie présente le contenu des formations administrées dans les apprentissages et la spécialisation professionnelle des opérateurs assistantiels. L'engagement particulier requis et la qualification systématique de tous les opérateurs en contact avec les personnes âgées atteintes de démence répondent à la conviction qu'une relation quotidienne correcte est « thérapeutique ». Cette opinion est désormais largement partagée au niveau international, mais elle est encore peu mise en pratique dans la réalité et, localement, les opérateurs assistantiels sont encore souvent exclus d'une authentique responsabilisation professionnelle.

La dernière partie de ce chapitre est consacrée aux instruments « interactifs » destinés au service : les fiches de « training formatif » pour la rédaction de comptes rendus et les systèmes d'enregistrement et d'échange d'informations professionnelles entre opérateurs.

Le choix a été fait de valoriser la présence quotidienne des opérateurs assistantiels auprès des résidents et de leur donner la possibilité de fournir des observations continues ainsi que de compléter les monitorages. L'expression professionnelle accomplie décrite ici marque le passage de l'opérateur d'une condition assistantielle passive à la responsabilité active de tâches synergiques avec toute l'équipe.

Comme tous les instruments opérationnels, ceux proposés ici sont par définition « contingents », liés au moment historique et à l'expérience qui les ont engendrés, et comme tels non dogmatiques : ils proposent et illustrent simplement une conception culturelle et une méthode qui vont bien au-delà de la pure identification à l'instrument.

Ils pourront être amplement discutés tant sur le plan théorique que sur celui de leur application, mais nous souhaitons avant tout que leur logique soit comprise : elle représente l'élément universel et reproductible du parcours, utile pour toute nouvelle élaboration dans les diverses réalités, sur le terrain, à l'œuvre en matière de protection des droits de cette catégorie oubliée et si fragile des « usagers ».

Lecture des usagers

Dépistage éthologique de niveau 1

L'instrument est une simple fiche d'enquête destinée à l'ensemble de la population des personnes âgées placées dans une résidence ; elle sert à repérer et à qualifier les troubles de la cognition et du comportement.

Les données collectées sont enregistrées de préférence par le médecin ou par le psychologue de la structure. Elles permettent de détecter les personnes âgées présentant des problèmes de désorientation spatiotemporelle et de compter le nombre de celles atteintes de troubles significatifs du comportement.

DÉPISTAGE ÉTHOLOGIQUE DE NIVEAU 1

Charge assistantielle	Autonome ❑ Dépendant ❑ Très dépendant ❑
Typologie handicap	Physique ❑ Psychique ❑ Sensoriel ❑
Orientation spatiale	Présente ❑ Partielle ❑ Absente/non évaluable ❑
Orientation temporelle	Présente ❑ Partielle ❑ Absente/non évaluable ❑
Comportement	Adéquat ❑ Altéré/non dérangeant ❑ Dérangé/dérangeant ❑

Dans les limites propres à un instrument purement qualitatif, la fiche permet de connaître les caractéristiques précises de la population résidente et souligne les besoins émergeants, notamment en ce qui concerne l'orientation et le comportement. D'éventuelles adéquations relationnelles seront trouvées, dont le spectre peut varier de simples stratégies assistantielles à des choix plus complexes de type logistique ou structurel.

Dépistage éthologique de niveau 2

Cet instrument est consacré aux personnes âgées qui, après le dépistage éthologique de niveau 1, se sont révélées atteintes de problèmes psychiques ; il cherche à approfondir qualitativement l'altération rencontrée.

Le médecin (ou le psychologue) remplissant la fiche doit, dans ce cas, collaborer avec les responsables de l'assistance, compte tenu de l'incidence de leurs observations continues au quotidien.

Dans un tout d'évaluation personnalisée, l'instrument se propose de fournir des éléments qualitatifs sur l'incidence des composantes psychiques dans le travail assistantiel, et tente une première élaboration des altérations psycho-éthologiques du résident.

La lecture « collective » des données fournit d'importants éléments de réhabilitation individuelle dans le sens d'une personnalisation des interventions assistantielles ; elle permet également un encadrement global de la population examinée, car elle donne aux responsables de la gestion et de la formation les bases de stratégies opérationnelles.

Protocole d'observation systématique

Cet instrument se propose d'augmenter la sensibilité professionnelle et les capacités de documentation des opérateurs afin de faciliter le dialogue oral et écrit avec les autres membres de l'équipe.

L'observation systématique permet de confronter la subjectivité de l'image à l'égard de la personne âgée et les hypothèses personnelles d'intervention avec l'objectivité de la réalité du sujet observé. Une observation systématique doit donc chercher à focaliser et à enregistrer le comportement individuel, les rapports interpersonnels et le comportement d'une large majorité des résidents.

L'observation systématique complète, intègre et confirme la connaissance directe ; elle permet d'affronter de façon constructive et

DÉPISTAGE ÉTHOLOGIQUE DE NIVEAU 2

ANAMNÈSE

Nom .... Prénom ....

Lieu et date de naissance .... Sexe ....

État civil .... Scolarité ....

Profession principale exercée ....

Date de l'entrée dans la structure ....

- Incidence de la composante psychique sur la charge assistantielle
  - Prééminente ❑
  - Coagissante ❑
  - Pas importante ❑
- Altérations comportementales
  - Apathie/dépression ❑
  - Anxiété/agitation ❑
  - Irritabilité/agressivité ❑
  - Hyperkinésie/*Wandering* ❑
  - Délire/hallucination ❑
  - Euphorie/désinhibition ❑
  - Aucune ❑
- Compréhension
  - Présente ❑
  - Discontinue/difficile ❑
  - Absente ❑

FACULTÉS COGNITIVES

- Praxies
  - Correctes ❑
  - Inadéquates ❑
  - Totalement compromises ❑
- Relations
  - Contact corporel
    - Recherché ❑
    - Accepté ❑
    - Refusé ❑
  - Expression verbale
    - Active ❑
    - Difficile ❑
    - Absente ❑
- Socialité
  - Rapports avec la communauté
    - Actifs ❑
    - Réduits ❑
    - Absents ❑
  - Participation aux activités
    - Active ❑
    - Réduite ❑
    - Absente ❑

de surmonter, à l'aide de techniques opérationnelles spécifiques, certaines difficultés qui surgissent au contact de la réalité d'un noyau Alzheimer, en particulier la complexité des comportements et la difficulté d'interprétation des données y afférentes.

Actuellement, l'utilisation d'instruments descriptifs (échelles d'évaluation telles que MMSE, BANSS, BARTHEL, UCLA, CDR, HAMILTON...) fournit une contribution incontestable à l'encadrement des résidents sur le plan comportemental. Aucun instrument, cependant, ne donne d'informations sûres s'il est utilisé seul et occasionnellement ; aucun ne peut non plus fournir les caractéristiques recherchées, pas même aux spécialistes, si les relevés ne sont pas effectués au quotidien. L'implication, l'intervention et la contribution des opérateurs assistantiels, en contact direct et permanent avec la personne âgée, sont alors déterminantes.

Il est donc extrêmement utile que les opérateurs sachent utiliser des instruments simples qui leur offrent, ainsi qu'aux autres collègues impliqués, des informations sur les personnes âgées ; qu'ils échangent entre eux les informations apportées par leurs observations ; qu'ils discutent des données recueillies ; qu'ils contribuent à l'élaboration des stratégies opérationnelles ; qu'ils collaborent à la construction de nouveaux instruments de recueil des données mieux adaptés à la réalité et à la programmation.

En conclusion, les observations systématiques permettent :

- de donner des indicateurs fiables pour la programmation des interventions psychopédagogiques ;
- de contribuer, à l'aide d'informations individualisées, à la rédaction d'un protocole sanitaire, de gestion et d'assistance ;
- de fournir des éléments critiques sur l'adéquation du comportement de l'opérateur avec la réalité de chaque personne ou de l'ensemble des personnes âgées.

Le protocole d'observation systématique est constitué d'une liste préétablie de traits comportementaux. La tâche de l'observateur est d'enregistrer, dans le comportement de la personne âgée, la présence ou l'absence des traits indiqués dans les items.

La liste de contrôle s'adapte à l'observation de comportements complexes qui peuvent être analysés grâce à leurs différents traits caractéristiques et à travers l'observation de chaque item préstructuré selon une taxonomie préétablie.

La liste de contrôle est un instrument déjà structuré facile à utiliser ; elle constitue un guide idéal pour l'observation du comportement dans ses aspects, significatifs du point de vue psychopédagogique.

Voici les paramètres choisis pour l'*observation systématique* :

Fiche 1	Caractéristiques somatiques
Fiche 2	Relations corporelles
Fiche 3	Communication verbale
Fiche 4	Orientation
Fiche 5	*Self-Care*
Fiche 6	Fonctions sensorielles
Fiche 7	Comportements et relations sociales

Caractéristiques somatiques

Fiche d'observation n° .... mois .... année	jour date
	roulement
	POSTURE
Posture debout, tonique mais détendue	Normotonique
Position hypotonique, tombante, déséquilibrée	Hypotonique
Posture hypomobile, raide, courbée	Hypertonique
Attitude alertée, muscles tendus, contractés	Psychotonique
Posture assise impossible	Clinostatique
	MOTRICITÉ
Mouvements fluides, directs, finalisés	Normale
Mouvements lents, mais coordonnés, finalisés	Ralentie
Mouvements gênés (tremblements, dyskinésie, ataxie)	Dérangée
Mouvements répétitifs, sans finalité	Pathologique
Phase terminale, attitudes fœtales	Minimale
	ALLURE
Déambulation décidée, suffisamment sûre	Physiologique
Allure incertaine (ralentie, déséquilibrée, dansante)	Limitée
Troubles cliniques de la marche (hémiplégie, Parkinson, anthropathie)	Dérangée
Inquiétude, vagabondage *(wandering)*	Pathologique
Impossibilité totale de déambulation, même assistée	Interdite
	CONTRÔLE SPHINCTÉRIEN
Continence urinaire et fécale	Conservé
Incontinence consciente	Compromis
Incontinence due à des causes spécifiques (diurétiques, laxatifs, infections, maladies)	Dérangé
Comportements uro-fécaux sur base psychologique	Pathologique
Inconscience de l'incontinence	Absent

RELATIONS CORPORELLES

Fiche d'observation n° .... mois .... année	
	TONALITÉ VOCALE
Régulière, en harmonie avec le contenu de la verbalisation	Adéquate
Élevée, âpre, accusatoire	Levée
Soumise, murmurée	Basse
Mélodique, monotone	Altérée
	EXPRESSIVITÉ CORPORELLE
Gestualité mettant le contenu verbal en valeur	Synchrone
Absence ou indifférence du geste par rapport à la verbalisation	Dissociée
Expression du visage variable et adéquate	Mimique conservée
Invariabilité, visage peu expressif, effet « masque »	Faciès dépourvu de mimique
	CONTACT OCULAIRE
Regard focalisé, capacité de regards intenses	Actif
Regard peu focalisé, distrait	Précaire
Regard vide, non focalisé, ne maintient pas le contact visuel	Fuyant
Yeux habituellement fermés, serrés	Absent
	CONTACT CORPOREL
Offre active, exigence exprimée de relation corporelle	Recherché
Acceptation positive de l'approche corporelle	Apprécié
Contact vécu avec réticence, toléré mais non apprécié	Subi
Malaise, souffrance, réaction de rejet du contact physique	Refusé

COMMUNICATION VERBALE

Fiche d'observation n° .... mois .... année	
	COMPRÉHENSION
Compréhension des termes et des significations du langage courant	Conservée
Réception de messages verbaux adéquats	Difficile
Acquisition conditionnée de concepts préadaptés	Compromise
Impossibilité de décoder des contenus verbaux	Absente
	EXPRESSION
Utilisation de vocabulaire et de combinaison logique appropriés à la situation	Correcte
Usage partiel ou discontinu de combinaisons logiques adéquates	Limitée
Usage de termes casuels et non appropriés à la situation	Inadéquate
Substitution mimique ou absence d'oralité	Absente
	ÉLOCUTION
Oralité fluide, aisée, articulée	Fluide
Élocution difficile, lente, interrompue	Ralentie
Echolalie, répétitivité forcée, auto-apaisement	Pathologique
Aphasie, réductions, erreurs terminologiques	Dysphasique
	VERBALISATION
Expression spontanée des vécus	Adéquate
Expression des sentiments subordonnée à demande, stimulation, soutien	Assistée
Utilisation de symboles et transposition des vécus	Soutenue
Élimination ou négation des sentiments	Niée

ORIENTATION

Fiche d'observation n° .... mois .... année	
	SPATIALE
Conscience de la réalité présente	Correcte
Conscience intermittente du contexte réel	Discontinue
Perception altérée ou délirante du lieu	Compromise
Indifférence à la propre collocation topique	Absente
	TEMPORELLE
Cognition correcte du temps	Adéquate
Perception temporelle partielle ou discontinue	Incertaine
Évaluation subjective du temps	Altérée
Absence de perception temporelle	Absente
	ANAMNESTIQUE
Conscience correcte du passé	Consciente
Souvenirs fragmentaires et confus	Difficile
Prévarication du passé sur le présent	Dérangée
Impossibilité d'évoquer les souvenirs	Absente
	MNÉSIQUE
Efficacité de la mémoire à court terme	Valable
Difficulté de mémorisation immédiate	Réduite
Altération du contenu mnésique	Altérée
Absence totale de rétention mnésique	Absente

SELF-CARE

Fiche d'observation n° .... mois .... année	
	HYGIÈNE PERSONNELLE
Sait s'occuper de lui-même de manière autonome	Active
Stimulé comme il le faut, peut prendre soin de soi	Assistée
Utilise de manière incongrue les occasions et les instruments	Inadéquate
Indifférence totale au soin de soi	Absente
	HABILLEMENT
Choix adéquats et esprit d'initiative	Actif
Aidé, peut être impliqué dans les options	Assisté
Exprime ses altérations psychiques dans l'habillement	Inadéquat
Incapable d'apprécier des variations dans l'habillement	Absent
	ALIMENTATION
Se gère de manière correcte et autonome	Adéquate
Utilise l'assistance positivement pour être autonome	Assistée
Présente des troubles de la conduite alimentaire	Déformée
Est indépendant, passif, durant l'administration des repas	Passive
	AUTOGESTION
S'occupe spontanément de son espace personnel	Consciente
Stimulé, participe à la gestion de ses espaces	Induite
Comportement aberrant par manque de reconnaissance de l'espace personnel	Dérangée
Espace individuel indistinct et indifférent	Absente

FONCTIONS SENSORIELLES

Fiche d'observation n° .... mois .... année	
	VISUELLE
Observe et remarque les variations environnementales, lit et regarde la télévision	Active
Peut être positivement stimulé à l'observation	Activable
Ne conserve pas l'attention, mais est intéressé au stimulus visuel	Dérangée
Présente des difficultés effectives ou des déficits visuels	Limitée
Indifférence totale au stimulus visuel pour cause de déficit sensoriel, physique ou psychique	Absente
	AUDITIVE
Attentif à l'environnement sonore, écoute histoires et musique	Active
Stimulé comme il faut, attentif à la source sonore	Activable
Ne maintient pas l'attention, manque d'intérêt pour stimuli et messages sonores	Dérangée
Objectivement malentendant	Limitée
Indifférence totale au stimulus acoustique pour cause de déficit sensoriel physique ou psychique	Absente
	TACTILE
Utilise correctement le contact pour l'exploration et les relations	Active
Sur demande, est capable d'exprimer des distinctions tactiles	Activable
Est désintéressé, n'apprécie pas, refuse l'activation tactile	Dérangée
Présente des obstacles objectifs à l'application des sens	Limitée
Manque total de suggestion des sensations tactiles pour cause de déficit sensoriel physique ou psychique	Absente
	GUSTATIVE-OLFACTIVE
Manifeste son appréciation des différences organoleptiques d'aliments et d'arômes	Active
Stimulé, exprime ses préférences gustatives et olfactives	Activable
Manifeste un désintérêt ou de l'indifférence aux stimuli proposés	Dérangée
Présente des limitations sensorielles dues à des causes organiques	Limitée
Manque total de suggestion du stimulus pour cause de déficit sensoriel physique ou psychique	Absente

COMPORTEMENTS ET RELATIONS SOCIALES

Fiche d'observation n° .... mois .... année	
	TON DE L'HUMEUR
En harmonie avec les circonstances	Adéquat
Désinhibition, gaieté excessive	Euphorique
Alternance excessive de différents états d'âme	Intermittent
Tristesse, démotivation	Déprimé
	COLLABORATION
Disponibilité naturelle à l'écoute et à l'interaction	Spontanée
Disponibilité à l'implication, si sollicité	Évocable
Refus, opposition, agressivité	Négative
Passivité, indifférence, apathie	Absente
	PARTICIPATION
Implication dans les activités sociales, initiative personnelle, créativité	Active
Participation encouragée, supportée, guidée	Assitée
Attitude non concentrée, distrait, inopportun, envahissant	Compromise
Manque d'intérêt, vacuité, absence	Absente
	SOCIALITÉ
Bonnes relations et adaptation sociale	Présente
Relations adéquates si guidées et supportées	Évocable
Soumission-prévarication, caractère querelleur	Dérangée
Isolement, indifférence relationnelle, « attitudes autistes »	Absente

L'auto-évaluation des opérateurs

Rôle de l'opérateur assistantiel

Il s'agit d'un instrument destiné à analyser le vécu personnel de l'opérateur assistantiel dans son rôle professionnel (première fiche « Rôle professionnel ») envers la personne âgée assistée (deuxième fiche, « Condition de la personne âgée ») et son réseau de relations et d'interactions avec les autres professionnels (troisième fiche « Relations professionnelles »). Les fiches sont proposées de façon anonyme aux opérateurs assistantiels ; elles recueillent leurs opinions à propos de la condition professionnelle, en explorant les aspects jugés subjectivement les plus critiques ou les plus gratifiants.

Les données recueillies permettent au formateur d'opérer une première évaluation personnelle et professionnelle de l'opérateur assistantiel et d'explorer son vécu du microcosme professionnel.

La lecture de données sur le rôle assistantiel permet en particulier de faire apparaître la diversité des aspects de la profession, celle des composantes relationnelles ; elle met en évidence de façon objective les conditions de travail en offrant la perception de la difficulté en elle-même, celle de la réalisation, mais aussi de la gratification.

RÔLE PROFESSIONNEL

Dans le rapport quotidien avec la personne âgée le *rôle d'ASA/infirmier professionnel* présente :
- des aspects privilégiés ;
- des limites et des difficultés ;
- des aspects gratifiants ;
- des situations stressantes.

CONDITION DE LA PERSONNE ÂGÉE

L'*observation quotidienne de la personne âgée* hospitalisée met en évidence des besoins et des exigences de différents types ; selon votre expérience personnelle et directe, les *exigences* absolument les plus importantes sont :
– *dans le domaine biologique* (besoins physiques et corporels) ;
– *dans le domaine psychique* (exigences psychologiques et affectives).
D'après l'observation directe de notre noyau, *l'hospitalisation comporte* pour la personne âgée :
– *des avantages ;*
– *des désavantages.*

	Je cède toujours	Je collabore activement	Je respecte, mais j'exprime des opinions	Je discute	Je m'adapte seul	Je pense, je décide	Je m'oppose nettement	Guide de formation	Fonction fondamentale	Référence opérationnelle	Élément dialectique	Réalité/accessoire	Comportement	Présence négative
Responsable														
Animateurs														
Parents														
Sanitaires														
Direction														
Bénévoles														

Choix opérationnels et opinions professionnelles

Cet instrument est ici destiné aux opérateurs assistantiels. Il tente de mettre en lumière d'une part le comportement réel dans la pratique professionnelle (première fiche « Choix opérationnels ») et d'autre part les conditions personnelles (deuxième fiche « Opinions »).

Quarante items articulés par domaines opérationnels sont proposés (domaine biologique, relations corporelles, communication verbale et ROT). Ils permettent d'étayer le comportement professionnel et les interventions au quotidien des opérateurs assistantiels, en fournissant des indications supplémentaires quant à la fréquence et à la motivation. Dans la rédaction de chacun des items, ont été associés de façon randomisée des contenus opérationnels corrects et des pratiques non adéquates, afin de ne pas influencer les choix des opérateurs qui seront ensuite analysés sur la base d'une évaluation à gradient (correcte, partiellement correcte, peu adéquate, inadéquate).

Parallèlement à ces items sur les comportements, on présente aux opérateurs une autre fiche, destinée à connaître leurs opinions subjectives ; elle regroupe quarante items randomisés correspondant aux domaines explorés dans la fiche précédente. L'analyse des opinions recueillies par le tableau à choix multiples (opinion vraie, douteuse ou fausse) permet au formateur d'explorer les convictions « culturelles » des opérateurs. La comparaison des deux fiches (« Conditions de travail » et « Opinions ») met en relief, outre le degré individuel de correspondance entre théorie et pratique chez chaque opérateur, aussi et surtout les problèmes les plus urgents que doit affronter le groupe en formation, du point de vue pratique et méthodologique, l'intervention de formation restant focalisée sur le moment critique du rapport entre culture et conditions de travail.

DOMAINE BIOLOGIQUE

CHOIX OPÉRATIONNELS	FRÉQUENCE				MOTIVATION			
	toujours de toute façon	fréquemment	rarement	jamais	conviction professionnelle	désir la personne âgée	nécessité objective	ordre de service
Je respecte l'ordre préfixé pour les levers et les mises au lit.								
Je propose à la personne âgée d'aller aux toilettes, même si elle ne le demande pas.								
J'assiste le résident aux toilettes, même durant la phase de l'évacuation.								
Si le résident a des difficultés à s'alimenter seul, je préfère lui donner à manger.								
Si je décide de donner à manger à la personne âgée, je le fais du début à la fin du repas.								
Je décourage les demandes de variation du menu.								
Je laisse le résident se laver les dents et/ou les cheveux tout seul.								
J'utilise le fauteuil roulant pour les personnes âgées qui peuvent marcher uniquement pour de courts trajets.								
Je fais tout pour que le plus grand nombre possible de personnes âgées puissent faire la sieste au lit.								
Il m'arrive de ne pas pouvoir répondre en temps réel aux demandes de la personne âgée, parce que je suis pris par d'autres exigences concernant l'organisation du service.								

RELATIONS CORPORELLES

CHOIX OPÉRATIONNELS	FRÉQUENCE				MOTIVATION			
	toujours de toute façon	fréquemment	rarement	jamais	conviction professionnelle	désir la personne âgée	nécessité objective	ordre de service
Il m'arrive de regarder la personne âgée dans les yeux quand je suis avec elle.								
Il m'arrive d'utiliser des gestes de « contact corporel » pour dire bonjour et communiquer même avec ceux qui ne présentent pas de déficit visuel.								
J'encourage le résident qui offre ou demande des contacts physiques.								
Je tiens à distance la personne âgée qui « tente une approche ».								
Il m'arrive d'être impliqué dans des « avances » ou des situations d'une signification explicitement érotique.								
J'essaie de ne pas encourager les déplacements des résidents d'une pièce à l'autre.								
Il m'arrive de parler avec une personne âgée des sons, des bruits, des odeurs provenant de l'environnement.								
Je m'occupe d'expliquer à la personne âgée les affiches ou les montages proposés par d'autres.								
J'essaie de ne pas modifier ma façon d'établir un contact physique d'une personne âgée à l'autre.								
Il m'arrive, à cause des rythmes de travail, de ne pas trouver d'occasion, au cours de mon service, pour un contact corporel affectif avec une personne âgée.								

COMMUNICATION VERBALE

CHOIX OPÉRATIONNELS	FRÉQUENCE				MOTIVATION			
	toujours de toute façon	fréquemment	rarement	jamais	conviction professionnelle	désir la personne âgée	nécessité objective	ordre de service
Quand je m'adresse aux personnes âgées présentes en ce moment dans la structure, je les tutoie.								
En présence de parents ou d'étrangers, je m'adresse à la personne âgée en l'appelant « Monsieur ».								
Dans le salon, en parlant avec les opérateurs, j'utilise le terme «Monsieur » en parlant d'une personne âgée.								
Lors d'une première rencontre au cours de la journée avec une personne âgée, on se dit bonjour.								
Je dois souvent expliquer à la personne âgée les « opérations » de *nursery* habituelles.								
Quand je travaille en couple en soignant une personne âgée, je parle avec mon collègue de problèmes de travail ou personnels.								
J'interviens directement dans les saluts et dans les relations des résidents entre eux.								
Il m'arrive de donner de l'espace aux sensations ou aux opinions émises par la personne âgée.								
Je ne tiens pas compte des différences culturelles entre les résidents, je m'adresse à tous de la même manière, avec le même langage et les mêmes expressions.								
J'accumule du retard dans mon travail parce que je me suis arrêté pour parler avec les personnes âgées.								

ROT (Thérapie d'orientation à la réalité)

CHOIX OPÉRATIONNELS	FRÉQUENCE				MOTIVATION			
	toujours de toute façon	fréquemment	rarement	jamais	conviction professionnelle	désir la personne âgée	nécessité objective	ordre de service
J'interviens directement dans la gestion des moyens audiovisuels.								
Je m'occupe de la préparation et de l'éclairage des différentes pièces (salon, chambres) en fonction des différentes activités.								
Il m'arrive de filtrer et d'orienter le flux des visiteurs dans le service.								
J'essaie d'éviter que la personne âgée ne caractérise sa chambre avec ses objets privés.								
Je préfère accompagner directement le résident plutôt que d'expliquer à la personne âgée la collocation de sa propre chambre.								
Lorsque je la lève ou la mets au lit, je parle avec la personne âgée du temps qu'il fait, des faits divers ou des événements prévus dans la journée pour l'animation.								
Il m'arrive de rappeler à la personne âgée les horaires et les rendez-vous de l'animation du jour.								
Je m'efforce de soulager la personne âgée de tout poids en lui évitant les responsabilités ou les interventions d'aide.								
J'accompagne dans sa chambre, au café ou n'importe où, la personne âgée qui manifeste qu'elle n'apprécie pas une activité d'animation organisée au salon.								
Je m'informe pour me tenir au courant, je collabore à la réalisation et je participe aux événements d'animation.								

OPINIONS ASA/INFIRMIERS PROFESSIONNELS	VRAI	DOUTEUX	FAUX
Le bon fonctionnement du service exige que l'on respecte toujours le schéma établi pour les levers et les mises au lit.			
La capacité de relation personnelle avec la personne âgée est une condition professionnelle requise de l'ASA.			
Le vouvoiement fait plaisir à la personne âgée et valorise le rapport avec l'opérateur.			
L'ASA s'occupe d'assister les personnes et non de gérer l'environnement.			
Il faut chercher à concilier les exigences d'évacuation de la personne âgée avec les événements principaux de la journée.			
Le « contact corporel » est un problème affectif, mais il n'est pas important pour la communication.			
Le respect formel mortifie la spontanéité et l'affectivité dans le rapport avec la personne âgée.			
L'ASA doit garantir et sauvegarder les moments quotidiens de repos et le déroulement paisible des activités en cours.			
Même la personne âgée non autosuffisante a droit à quelques moments d'intimité et de vie privée.			
La personne âgée doit être stimulée à « agir seule » même quand elle est lente et que cela lui demande un effort.			
Il vaut mieux que les personnes âgées soient toutes ensemble au salon pour socialiser.			
Le résident doit bénéficier à chaque occasion de l'attention directe de l'opérateur.			
Il est inutile de donner des informations et de rappeler des échéances à ceux qui n'ont pas l'air de pouvoir s'en souvenir.			
Il faut faire comprendre à la personne âgée que la structure protégée n'est pas un hôtel.			
L'ASA doit aider la personne âgée à percevoir les stimulations visuelles, auditives et olfactives du milieu.			
Il ne faut pas interférer dans les rapports des résidents entre eux.			
Il faut responsabiliser le plus possible la personne âgée dans la gestion de la vie quotidienne.			
Il ne faut pas altérer les rythmes et les habitudes de la vie communautaire consolidés par l'expérience.			
Dans le contact physique (*nursery* et relations), les personnes âgées doivent toutes être traitées de la même façon.			
Je réussis à me faire comprendre de tout le monde uniquement si je modifie ma façon de communiquer et si je l'adapte à chaque personne âgée.			
Pour que l'animateur ait du succès, il faut faire participer toutes les personnes présentes au salon à cette initiative.			
Il est opportun de s'adapter le plus possible aux exigences et aux rythmes de la personne âgée plutôt qu'à ceux du service.			
Le rôle de l'ASA ne lui permet pas d'avoir des espaces ou des occasions pour avoir un contact affectif avec la personne âgée.			
Seuls les bénévoles et les animateurs ont la possibilité d'écouter les personnes âgées.			
L'ASA fournit uniquement des prestations assistantielles et ne doit pas remplir de fonctions d'animation ou psychologiques.			

Le trouble comportemental : interventions et vécus

L'instrument permet ici d'analyser les modalités habituelles d'intervention des opérateurs (première fiche : « Interventions ») et leurs perceptions subjectives (deuxième fiche : « Vécus ») face au trouble cognitif et comportemental. Dans la première fiche, l'opérateur est invité à décrire simplement ses modalités d'intervention habituelles face à un ensemble de cas préstructurés d'altérations comportementales. La seconde fiche propose à nouveau les mêmes cas. L'opérateur est alors invité à exprimer son vécu, à l'aide d'une liste d'exemples parmi lesquels il peut choisir la situation la plus proche de sa perception et sa sensibilité propres. L'analyse des données de chaque fiche permet de montrer à quel degré de correction objective sont parvenus les opérateurs dans leurs relations avec des personnes psychiquement « altérées » et d'en percevoir les difficultés et les résistances sur le plan objectif.

La lecture comparée des deux fiches souligne et sépare les composantes émotionnelles et professionnelles, et fournit ainsi des indications pour la formation individuelle (si la fiche a été remplie nominalement) ou en direction du groupe de formation dont on peut apprécier le niveau professionnel de base.

INTERVENTIONS

Comment je me comporte, quelles attitudes je choisis, quelles mesures j'adopte face à un patient :

- *apathique,* indifférent aux relations et aux stimulations ;
- *hostile,* tendant à refuser toute proposition ;
- *agressif,* irrité, violent, impossible à gérer ;
- *hyperkinétique,* agité, en mouvement, hyperactif ;
- *décomplexé,* négligeant les conventions sociales et morales élémentaires ;
- *ralenti,* lent à comprendre et à communiquer ;
- *désorienté,* inconscient du temps et de l'espace où il se trouve ;
- *délirant,* plongé dans sa propre dimension fantastique ;
- *halluciné,* victime de « visions et de voix » inexistantes ;
- *dysphasique,* incapable de s'exprimer verbalement ;
- *anxieux,* alarmé pour un problème réel ou présumé ;
- *déprimé,* en proie à la tristesse ou à la mélancolie ;
- *hypocondriaque,* concentré sur ses propres « maux » physiques.

VÉCUS (exemples)

Comment je me sens, ce que je ressens, quels sont mes sensations et mes sentiments face à un patient :

- *apathique,* indifférent aux relations et aux stimulations ;
- *hostile,* tendant à refuser toute proposition ;
- *agressif,* irrité, violent, impossible à gérer ;
- *hyperkinétique,* agité, en mouvement, hyperactif ;
- *décomplexé,* négligeant les conventions sociales et morales élémentaires ;
- *ralenti,* lent à comprendre et à communiquer ;
- *désorienté,* inconscient du temps et de l'espace où il se trouve ;
- *délirant,* plongé dans sa propre dimension fantastique ;
- *halluciné,* vicitme de « visions et de voix » inexistantes ;
- *dysphasique,* incapable de s'exprimer verbalement ;
- *anxieux,* alarmé pour un problème réel ou présumé ;
- *déprimé,* en proie à la tristesse ou à la mélancolie ;
- *hypocondriaque,* concentré sur ses propres « maux » physiques.

VÉCUS (exemples)

- Je n'éprouve aucune émotion particulière ;
- Je le trouve normal ;
- Je suis à mon aise ;
- Je me sens en harmonie ;
- Je me remets en discussion ;
- J'entre en crise ;
- Il m'intrigue ;
- Je suis stimulé à comprendre ;
- Je m'estime professionnellement ;
- Je me sens responsable ;
- Je me sens coupable ;
- Je me sens anxieux ;
- Il me déprime ;
- Il me dégoûte ;
- Il me fascine ;
- Il m'attendrit ;
- J'éprouve de la peine et de la douleur ;
- Il m'énerve ;
- Il me fait perdre patience ;
- Il me met en colère ;
- Il me démotive ;
- Je suis dans l'embarras ;
- Je suis mal à l'aise ;
- Je suis déçu ;
- Il m'embête ;
- Il me dérange ;
- Je ne le supporte pas ;
- Il déchaîne des réactions négatives ;
- Je voudrais l'envoyer au diable ;
- Il me fait peur.

Objectifs de la formation[3]

Présentation générale

La transmission des contenus de la formation en direction des opérateurs chargés de l'assistance aux patients atteints de démence est articulée sur le mode « par objectifs », en essayant de traduire en indications et en normes comportementales la culture complexe du *care*[2] relationnel qui donne lieu depuis quelques années à un vaste débat international.

Il a fallu traduire « en pilules » une approche culturelle allant du Gentle Care à la Validation Therapy, du Reality Orientation Therapy (ROT) à l'animation relationnelle, ce qui a conduit à la formulation de quarante objectifs répartis sur quatre milieux opérationnels : domaine biologique, relations corporelles, communication verbale, orientation à la réalité.

Dans chacun de ces domaines, on a mis en évidence trois objectifs généraux auxquels font référence les objectifs spécifiques, qui sont ensuite transmis à l'opérateur assistantiel par le biais d'une série d'indications comportementales et opérationnelles concrètes et détaillées.

La démarche proposée à l'opérateur a pour but de souligner la profonde unité existant entre milieu culturel et parcours au quotidien, en stimulant sa capacité de réflexion critique à chaque instant de sa pratique assistantielle.

La parcellisation des contenus par objectifs permet une assimilation plus graduelle et plus ponctuelle des méthodologies proposées et se prête à une administration échelonnée dans le cas d'itinéraires de formation de longue durée, qui se révèlent les plus efficaces pour la promotion d'une identité professionnelle solide et inscrite dans le temps.

---

3. *Care* : soin. Le *care* relationnel est assimilable aux soins de nursing, ou du moins opposable aux soins curatifs. Cf. R. Vercauteren, M.-C.Vercauteren, J.Chapeleau, *Construire le projet de vie en maison de retraite*, Toulouse, Érès, 1993.

DOMAINE BIOLOGIQUE

Objectifs généraux

FACILITATION : comprendre les exigences physiques de la personne âgée démente en facilitant la satisfaction de ses besoins primaires et en promouvant le niveau maximum de bien-être cénesthésique.

OPTIONS : favoriser l'expression des facultés de discrimination en stimulant ce qui subsiste des capacités de choix et en soutenant leur application correcte.

AUTONOMIE : sauvegarder les aptitudes à l'autodétermination en encourageant la liberté d'action personnelle tout en garantissant les conditions de dignité et de sécurité.

Objectifs spécifiques

- programmation des levers ;
- libéralisation des mises au lit ;
- élimination programmée ;
- élimination autogérée ;
- hygiène posturale et cinétique ;
- prédisposition à une nutrition correcte ;
- alimentation autogérée ;
- protection des libertés de choix alimentaire ;
- promotion du *self-care* ;
- pyjama party.

DOMAINE BIOLOGIQUE OBJECTIFS GÉNÉRAUX	FACILITATION	OPTIONS	AUTONOMIE
OBJECTIF SPÉCIFIQUE	PROGRAMMATION DES LEVERS « donner la priorité aux exigences individuelles »		
INDICATIONS OPÉRATIONNELLES	– Se référer au « Rapport nuit » pour la programmation d'une succession adéquate des levers en fonction de la qualité différente de repos nocturne des différents patients. – Tenter de donner la priorité à la personne âgée qui a besoin d'aller aux toilettes. – Contenter la personne âgée qui n'en peut plus et qui devient anxieuse ou s'agite si elle doit rester au lit. – Après avoir levé ceux qui se sont reposés pendant la nuit, lever en dernier les personnes âgées insomniaques, ou qui ont eu une nuit agitée.		

DOMAINE BIOLOGIQUE OBJECTIFS GÉNÉRAUX	FACILITATION	OPTIONS	AUTONOMIE
OBJECTIF SPÉCIFIQUE	LIBÉRALISATION DES MISES AU LIT « s'adapter aux rythmes et aux habitudes personnelles »		
INDICATIONS OPÉRATIONNELLES	– Éviter de mettre les résidents au lit selon des schémas préfixés et ne pas le faire s'ils manifestent des attitudes de refus. – Pendant la journée, ne mettre au lit que les personnes âgées qui le demandent, ou celles pour lesquelles c'est absolument nécessaire (ceux qui se fatiguent vite, par exemple) en trouvant éventuellement des solutions alternatives (fauteuil, télévision, lecture, baladeur). – Pour le coucher de la nuit, inviter à se coucher en premier ceux qui le demandent, ou qui en manifestent la nécessité par des messages éventuellement analogiques (se déshabiller, s'agiter, comportements de nervosité).		

DOMAINE BIOLOGIQUE OBJECTIFS GÉNÉRAUX	FACILITATION	OPTIONS	AUTONOMIE
OBJECTIF SPÉCIFIQUE	ÉLIMINATION PROGRAMMÉE « rationaliser les interventions assistantielles à l'évacuation »		
INDICATIONS OPÉRATIONNELLES	– Inviter les résidents plus autosuffisants à aller aux toilettes à horaires fixes. – Pour ceux qui marchent, même s'ils sont incontinents ou s'ils ont des problèmes de rétention, au cours de la journée, programmer des accompagnements préétablis aux toilettes. – Donner aux résidents en fauteuil roulant ou alités la possibilité de remplir périodiquement, au cours de la journée, leurs fonctions physiologiques en découvrant leurs rythmes personnalisés et en se servant de fiches d'évaluation.		

DOMAINE BIOLOGIQUE OBJECTIFS GÉNÉRAUX	FACILITATION	OPTIONS	AUTONOMIE
OBJECTIF SPÉCIFIQUE	ÉLIMINATION AUTOGÉRÉE « promouvoir l'autonomie et protéger la vie privée dans l'assistance à l'élimination »		
INDICATIONS OPÉRATIONNELLES	– Dans les limites du possible, essayer de toujours contenter et satisfaire les demandes de la personne âgée d'aller aux toilettes en temps réel. – Inviter la personne âgée à se préparer de façon autonome à remplir ses fonctions physiologiques après l'avoir accompagnée aux toilettes, en l'assistant dans cette opération sans la remplacer complètement. – Proposer à la personne âgée de rester seule quelques instants aux toilettes, après l'avoir rassurée sur sa propre disponibilité à intervenir en cas de nécessité et en renouvelant périodiquement la garantie de sa propre présence. – Offrir de manière analogue à la personne âgée alitée l'opportunité de rester seule après avoir placé le bassin hygiénique ou l'urinal.		

DOMAINE BIOLOGIQUE OBJECTIFS GÉNÉRAUX	FACILITATION	OPTIONS	AUTONOMIE
OBJECTIF SPÉCIFIQUE	HYGIÈNE POSTURALE ET CINÉTIQUE « prédisposer des stratégies adéquates pour le mouvement et pour le repos »		
INDICATIONS OPÉRATIONNELLES	– Essayer de stimuler au maximum la possibilité de mouvement et de déambulation pour ceux qui peuvent marcher. – Pour ceux qui ne sont pas capables de déambuler en autonomie, garantir directement (quand c'est possible) ou indirectement (par l'intermédiaire de bénévoles ou de parents) la possibilité de moments de promenade assistée, même brève. – Se charger de contrôler et d'adapter périodiquement la position de résidents alités ou en fauteuil roulant. – Proposer des changements fréquents, des adaptations et des mesures pour l'hygiène et le confort (coussins, soutiens, aides, éventuellement en impliquant les kinésithérapeutes pour les cas les plus complexes).		

DOMAINE BIOLOGIQUE OBJECTIFS GÉNÉRAUX	FACILITATION	OPTIONS	AUTONOMIE
OBJECTIF SPÉCIFIQUE	PRÉDISPOSITION À UNE ALIMENTATION CORRECTE « faciliter le geste alimentaire grâce à l'optimisation des conditions préalables »		
INDICATIONS OPÉRATIONNELLES	– Aider la personne âgée alitée à assumer la position semi-assise la plus confortable possible avant de commencer à lui donner à manger. – Essayer de proposer des aliments consistants à ceux qui mangent seuls ; utiliser du pain ou des biscuits pour augmenter la densité du lait ou du thé au petit-déjeuner. – Pour nourrir les patients, choisir des couverts petits ou moyens, surtout pour ceux qui n'ont pas d'appétit ou qui ont des difficultés à avaler.		

DOMAINE BIOLOGIQUE OBJECTIFS GÉNÉRAUX	FACILITATION	OPTIONS	AUTONOMIE
OBJECTIF SPÉCIFIQUE	ALIMENTATION AUTOGÉRÉE « pousser la personne âgée à prendre soin de soi à travers la nutrition »		
INDICATIONS OPÉRATIONNELLES	– Inviter la personne âgée à prendre au moins les premières « bouchées » de nourriture, à boire seule – en l'aidant éventuellement à approcher le verre de la bouche –, à s'essuyer seule la bouche même si on l'a nourrie. – Inviter à mélanger le sucre dans le bol du petit-déjeuner et à y tremper des biscuits ou des biscottes. – Durant le repas, si elle le peut, inviter la personne âgée à mélanger le fromage râpé dans le plat de pâtes ou le potage ou, si nécessaire, à refroidir l'aliment… – Inviter à gérer tout seul : installation, élimination et pliage de la serviette.		

DOMAINE BIOLOGIQUE OBJECTIFS GÉNÉRAUX	FACILITATION	OPTIONS	AUTONOMIE
OBJECTIF SPÉCIFIQUE	PROTECTION DES LIBERTÉS DE CHOIX ALIMENTAIRE « stimuler la personne âgée à participer activement à son menu »		
INDICATIONS OPÉRATIONNELLES	– Essayer de demander à la personne âgée ses préférences pour le déjeuner, en motivant les éventuelles « impositions » alimentaires. – Durant les repas principaux, demander les préférences en présentant les plats et les solutions disponibles, et éventuellement en inventant de petites variations personnalisées. – Quand on lui donne à manger, chercher à faire dicter directement par la personne âgée les rythmes d'administration en lui demandant comme signal l'ouverture de la bouche.		

DOMAINE BIOLOGIQUE OBJECTIFS GÉNÉRAUX	FACILITATION	OPTIONS	AUTONOMIE
OBJECTIF SPÉCIFIQUE	PROMOTION DU *SELF-CARE* « réconcilier la personne âgée avec son corps et l'intéresser au soin d'elle-même »		
INDICATIONS OPÉRATIONNELLES	– Durant le lever, si possible, proposer à la personne âgée de se laver les dents ou la prothèse toute seule, de commencer à se coiffer devant le miroir. – Inviter le résident à prendre soin de soi en appliquant lui-même la crème hydratante, l'après-rasage, le talc ou le déodorant, des cosmétiques ou du parfum.		

DOMAINE BIOLOGIQUE OBJECTIFS GÉNÉRAUX	FACILITATION	OPTIONS	AUTONOMIE
OBJECTIF SPÉCIFIQUE	PYJAMA PARTY « trouver des stratégies et des méthodes personnalisées pour les personnes âgées insomniaques »		
INDICATIONS OPÉRATIONNELLES	– Préparer en dernier, pour la nuit, les personnes âgées insomniaques (hygiène personnelle, couches, pyjama...), sans les mettre au lit, mais en leur proposant de rester dans leur chambre à regarder la télévision, ou bien de se rendre dans les pièces communes. – Offrir aux personnes âgées levées la possibilité de prendre une boisson chaude ou des petits en-cas qui pourraient favoriser le sommeil. – Grâce à l'observation quotidienne, repérer les habitudes nocturnes personnelles afin de prévenir les exigences éventuelles ou éliminer les obstacles possibles au repos nocturne.		

RELATIONS CORPORELLES

Objectifs généraux

COMMUNICATION : valoriser le contact avec le corps et les sens comme instruments de relation en utilisant des vecteurs de perception et de communication non verbale.

APAISEMENT : communiquer l'accueil et la sécurité en utilisant le langage analogique du corps.

AFFECTIVITÉ : conférer des contenus affectifs aux rapports quotidiens en utilisant des modalités corporelles de confidence réciproque.

Objectifs spécifiques

- contact oculaire ;
- forme physique du salut ;
- relations gestuelles ;
- petits contacts ;
- massage informel ;
- mouvement et relations ;
- réactivation sensorielle ;
- rééducation à l'image ;
- stimulation olfactive ;
- sauvegarde de la dimension érotique.

RELATIONS CORPORELLES OBJECTIFS GÉNÉRAUX	COMMUNICATION	APAISEMENT	AFFECTIVITÉ
OBJECTIF SPÉCIFIQUE	CONTACT OCULAIRE « utiliser le regard comme moyen de relation »		
INDICATIONS OPÉRATIONNELLES	– Avant de communiquer avec la personne âgée, toujours tenter d'instaurer un rapport oculaire idéal, en cherchant activement son regard et en souriant pour se faire « reconnaître », en offrant des messages analogiques avec fiabilité. – Avec les résidents non voyants, remplacer le contact oculaire par un appel verbal (« Madame… je suis…»), puis par un contact corporel en proposant éventuellement de se faire toucher le visage et les cheveux ou les bijoux pour trouver des marques de reconnaissance. – Quand on parle avec la personne âgée, toujours la regarder dans les yeux (syntonie des regards) pour exprimer l'approbation, la disponibilité, la décision et la fermeté, l'accueil et l'apaisement.		

RELATIONS CORPORELLES OBJECTIFS GÉNÉRAUX	COMMUNICATION	APAISEMENT	AFFECTIVITÉ
OBJECTIF SPÉCIFIQUE	FORME PHYSIQUE DU SALUT « enrichir de gestes affectueux les rencontres quotidiennes »		
INDICATIONS OPÉRATIONNELLES	– Au moment du lever le matin ou l'après-midi, accompagner le salut verbal d'un geste adéquat à l'interlocuteur (caresse, poignée de main, baiser…). – Pendant la journée, profiter de l'occasion et du moment pour répéter de petits gestes de salut et des signes informels de complicité à travers le contact physique et oculaire. – Caresser avec discrétion et délicatesse la main ou le visage d'une personne âgée, l'aider à sentir l'opérateur plus attentif, plus concentré et plus disponible. – Dans les communications demandant attention et participation personnelle avec les non-voyants, le salut corporel doit toujours être précédé d'un mot de salutation individuel et de la préverbalisation du geste suivant.		

RELATIONS CORPORELLES OBJECTIFS GÉNÉRAUX	COMMUNICATION	APAISEMENT	AFFECTIVITÉ
OBJECTIF SPÉCIFIQUE	RELATIONS GESTUELLES « parler à la personne âgée avec les langages du corps »		
INDICATIONS OPÉRATIONNELLES	– Quand on communique avec une personne âgée, si elle l'accepte, et avec discrétion, garder une main en contact avec son corps (bras, dos, cuisse...). – Si possible, se placer près de la personne âgée pendant qu'on l'écoute ou qu'on lui parle. – Durant les moments quotidiens d'implication particulière de la personne âgée (quand on lui donne à manger par exemple), prendre une position visible et discrètement confidentielle. – Offrir le bras dans la déambulation comme geste affectif occasionnel, même si ce n'est pas strictement nécessaire, pour l'assister. – Si l'on écoute de la musique ou des chants, inviter la personne âgée à danser un peu.		

RELATIONS CORPORELLES OBJECTIFS GÉNÉRAUX	COMMUNICATION	APAISEMENT	AFFECTIVITÉ
OBJECTIF SPÉCIFIQUE	PETITS CONTACTS « accepter et valoriser l'offre relationnelle de contact de la personne âgée »		
INDICATIONS OPÉRATIONNELLES	– Satisfaire le besoin de la personne âgée de connaître et de communiquer à travers le contact physique, en accueillant le plus possible ses exigences de contact et de proximité. – Essayer le plus possible de ne pas se soustraire au contact corporel, en démontrant qu'on ne le craint pas et que l'on n'éprouve aucune répulsion, tout en agissant pour éliminer les éléments éventuels qui rendraient le contact désagréable. – Utiliser l'intelligence et une attitude dédramatisante pour dépister, toujours de manière calme, contrôlée et rassurante, les éventuelles « avances » qui seraient particulièrement déplacées, insistantes ou difficiles à gérer, en essayant de toute façon de ne jamais transmettre des sentiments de refus ou de reproche de type moral.		

RELATIONS CORPORELLES OBJECTIFS GÉNÉRAUX	COMMUNICATION	APAISEMENT	AFFECTIVITÉ
OBJECTIF SPÉCIFIQUE	MASSAGE INFORMEL « soigner et rassurer à travers les mains »		
INDICATIONS OPÉRATIONNELLES	– Profiter, au cours de la journée ou dans les opérations de soin ordinaire, des occasions de proposer de petites minutes de « massage » comme signe d'attention aux maux physiques (signification « thérapeutique ») ou bien comme simple instrument d'apaisement affectif (signification « anxiolytique »). – Durant les moments de crise des incontinents émotifs, le massage peut être proposé comme un moyen de rétention, parallèlement à l'écoute du trouble de la personne âgée. – Caresser la tête d'un déprimé, le dos ou le bras de la personne âgée anxieuse, ou masser la zone « blessée » de l'hypocondriaque, peut être le premier geste thérapeutique pour ceux qui présentent un profond malaise.		

RELATIONS CORPORELLES OBJECTIFS GÉNÉRAUX	COMMUNICATION	APAISEMENT	AFFECTIVITÉ
OBJECTIF SPÉCIFIQUE	MOUVEMENT ET RELATIONS « utiliser la posture et le mouvement comme une opportunité de relation et de participation »		
INDICATIONS OPÉRATIONNELLES	– Vérifier que la posture de la personne âgée est toujours la plus idéale pour comprendre la réalité environnante : orienter et diriger la personne âgée toujours vers la source du stimulus sensoriel (fenêtres, sources sonores, aliments) ou social (événement d'animation, panneaux ROT, résidents et visiteurs). – Toujours offrir aux personnes âgées non déambulantes ou alitées la possibilité de participer à la vie sociale en veillant à les transporter dans les lieux d'activité d'animation, et en se montrant disponible à les accompagner dans les endroits qu'elles indiqueraient éventuellement. – Stimuler les personnes âgées sans limitations fonctionnelles à atteindre de façon autonome le meilleur niveau d'insertion et de participation à l'environnement. – Conseiller des parcours appropriés contenant les résidents « vaguants » de nature, ou stimulant les résidents « sédentaires » à l'excès.		

RELATIONS CORPORELLES OBJECTIFS GÉNÉRAUX	COMMUNICATION	APAISEMENT	AFFECTIVITÉ
OBJECTIF SPÉCIFIQUE	RÉACTIVATION SENSORIELLE « redécouvrir et mettre en valeur les stimulations sensorielles dans la vie quotidienne »		
INDICATIONS OPÉRATIONNELLES	– Stimuler la personne âgée à « sentir » la réalité et à en prendre conscience à travers ses sens. – À chaque occasion, prendre l'habitude de souligner et de stimuler la reconnaissance des variations subjectives et objectives appréciables à travers les sens : variations thermiques, contact, consistance, poids des vêtements et objets d'usage quotidien ; nature des saveurs (sucré, salé, amer, acide) et appréciation subjective ou refus de celles-ci dans les boissons et dans les aliments proposés ; source et provenance de bruits, sons et stimulations sonores dans l'environnement.		

RELATIONS CORPORELLES OBJECTIFS GÉNÉRAUX	COMMUNICATION	APAISEMENT	AFFECTIVITÉ
OBJECTIF SPÉCIFIQUE	RÉÉDUCATION À L'IMAGE « éduquer la personne âgée à comprendre et à interpréter visuellement la réalité »		
INDICATIONS OPÉRATIONNELLES	– Au moment du lever, proposer une adaptation graduelle à la lumière et stimuler les observations et les appréciations visuelles sur la luminosité. – Pour les non-voyants, associer la luminosité d'un jour de soleil au contact de la peau de la personne âgée avec la chaleur d'un rayon de soleil. – Proposer ou faire choisir un vêtement exprimant ou stimulant une évaluation chromatique et esthétique. – Pousser la personne âgée à observer les variations esthétiques chez les autres (personnes âgées et opérateurs, leur habillement ou leur coiffure, ou la présence de tel ou tel bijou) ou dans l'environnement (affiches, fleurs). – Saisir l'occasion, au cours de la journée, de souligner et de commenter occasionnellement des images télévisées, des illustrations de journaux, des photos.		

RELATIONS CORPORELLES OBJECTIFS GÉNÉRAUX	COMMUNICATION	APAISEMENT	AFFECTIVITÉ
OBJECTIF SPÉCIFIQUE	STIMULATION OLFACTIVE « utiliser la stimulation olfactive pour interpréter, rappeler et participer »		
INDICATIONS OPÉRATIONNELLES	– Aider la personne âgée à remarquer, reconnaître et évaluer (en exprimant une préférence) les parfums de produits pour son hygiène personnelle, éventuellement en variant habilement la qualité et en proposant des stimulations différentes chaque jour. – Stimuler la personne âgée à exprimer ses préférences en matière de déodorant personnel ou d'après-rasage. – Aider la personne âgée à reconnaître les parfums et les odeurs de nourriture et de boissons. – Profiter de chaque occasion de la journée pour amener la personne âgée à des observations sur les odeurs agréables (aliments, fleurs, saveurs) ou désagréables (produits pour la propreté de l'environnement : produits de nettoyage, eau de javel, désinfectants et médicaments…).		

RELATIONS CORPORELLES OBJECTIFS GÉNÉRAUX	COMMUNICATION	APAISEMENT	AFFECTIVITÉ
OBJECTIF SPÉCIFIQUE	SAUVEGARDE DE LA DIMENSION ÉROTIQUE « connaître et respecter sans censure la sexualité de la personne âgée »		
INDICATIONS OPÉRATIONNELLES	– Se préparer à assumer toujours des attitudes d'accueil psychologiques à propos de la persistance de pulsions érotiques chez la personne âgée. – Éviter les jugements de morale, les interventions d'inhibition face à des manifestations érotiques (masturbation, avances, exhibitionnisme) en essayant de lire ces événements comme d'autres possibilités de la personne âgée d'établir des relations avec une existence privée de l'expression des sens. – En cas de conduite érotique de la personne âgée, il faut agir pour créer des conditions de vie privée afin que le résident puisse vivre son érotisme sereinement, dans la plus grande discrétion possible et à l'abri du préjugé des autres. – Les comportements et les demandes érotiques doivent toujours faire l'objet d'une évaluation professionnelle attentive et peuvent être utilement analysés et discutés avec les opérateurs responsables des stratégies comportementales.		

COMMUNICATION VERBALE

Objectifs généraux

COMPRÉHENSION : fournir les éléments pour l'acquisition d'une technique de communication adéquate, en encourageant une approche correcte des opérateurs aux principales problématiques relationnelles et comportementales.

EXPRESSION : favoriser l'implication de la personne âgée dans les communications verbales, en soutenant son rôle de protagoniste actif dans la conversation quotidienne.

RESPECT : protéger la dignité personnelle et encourager l'estime de soi en valorisant la relation à travers la dignité et la cordialité de l'élocution.

Objectifs spécifiques

– *éthique relationnelle*
  - technique de la communication ;
– *communication ciblée*
  - verbalisation du travail ;
– *bonjour thérapeutique*
  - manifestation des vécus ;
– *relations sociales*
  - apaisement des émotifs ;
  - contrôle de l'agressivité ;
– *validation de la personne âgée délirante.*

COMMUNICATION VERBALE OBJECTIFS GÉNÉRAUX	COMPRÉHENSION	EXPRESSION	RESPECT
OBJECTIF SPÉCIFIQUE	ÉTHIQUE RELATIONNELLE « signifier le respect de la dignité personnelle à chaque moment de la vie quotidienne »		
INDICATIONS OPÉRATIONNELLES	– Vouvoyer la personne âgée, quand on communique avec elle, en motivant le choix si elle le perçoit comme une limitation de la confidence quotidienne. – Faire toujours précéder le nom propre de « monsieur » ou « madame», ou le titre honorifique quand on s'adresse à un résident ou si l'on parle entre opérateurs en présence d'une personne âgée. – Utiliser toujours des termes respectueux et valoriser les souvenirs et les anecdotes de la vie quotidienne de la personne âgée pour soutenir la dignité personnelle et l'estime de soi.		

COMMUNICATION VERBALE OBJECTIFS GÉNÉRAUX	COMPRÉHENSION	EXPRESSION	RESPECT
OBJECTIF SPÉCIFIQUE	TECHNIQUE DE LA COMMUNICATION « créer les conditions idéales pour le dialogue avec la personne âgée »		
INDICATIONS OPÉRATIONNELLES	– Quand on s'adresse à la personne âgée, utiliser dans chaque phrase des termes simples, connus et même dialectaux s'ils sont familiers, avec un ton de voix calme et un flux de paroles lent et bien articulé. – Ne transmettre qu'un concept par phrase sans les accumuler et en évitant de demander plusieurs choses en même temps. – Avec la personne âgée affectée de démence, ne pas utiliser de langage abstrait ou symbolique, en évitant d'employer des périphrases, des phrases idiomatiques, des façons de parler ironiques, des abstractions conceptuelles. – Toujours attendre les réponses de la personne âgée avant de continuer, en stimulant éventuellement, avec discrétion, en rappelant la dernière phrase prononcée ou laissée en suspens.		

COMMUNICATION VERBALE OBJECTIFS GÉNÉRAUX	COMPRÉHENSION	EXPRESSION	RESPECT
OBJECTIF SPÉCIFIQUE	COMMUNICATION CIBLÉE « faire de la personne âgée le protagoniste direct de la conversation quotidienne »		
INDICATIONS OPÉRATIONNELLES	– Tandis que l'on s'occupe d'une personne âgée (hygiène personnelle, lever, mise au lit...), tenter de la faire apparaître comme le seul « protagoniste » du moment. – Impliquer la personne âgée dans les éventuelles discussions entre opérateurs. – Ne pas parler de quelqu'un d'autre en présence du résident. – Éviter les dialogues prolongés entre opérateurs.		

COMMUNICATION VERBALE OBJECTIFS GÉNÉRAUX	COMPRÉHENSION	EXPRESSION	RESPECT
OBJECTIF SPÉCIFIQUE	VERBALISATION DU TRAVAIL « rassurer et impliquer la personne âgée par l'anticipation et la compréhension préalable des interventions »		
INDICATIONS OPÉRATIONNELLES	– Anticiper verbalement les gestes et les faits dans lesquels la personne âgée va être impliquée, en la préparant ainsi à vivre sans anxiété et sans alarme, mais avec amour et disponibilité, les petits et les grands événements de la vie quotidienne. – Confirmer préalablement ses propres intentions, expliquer les modalités et la signification de ses interventions, décrire et souligner les « opérations » en cours, de telle façon que les gestes les plus simples et les plus quotidiens puissent communiquer l'attention, l'implication et la sécurité, et prévenir chez les patients désorientés de fausses reconnaissances ou des interprétations inadéquates de la réalité.		

COMMUNICATION VERBALE OBJECTIFS GÉNÉRAUX	COMPRÉHENSION	EXPRESSION	RESPECT
OBJECTIF SPÉCIFIQUE	BONJOUR THÉRAPEUTIQUE « utiliser le bonjour comme un instrument empathique et relationnel »		
INDICATIONS OPÉRATIONNELLES	– Quand on entre dans les chambres pour le lever, saluer brièvement toutes les personnes âgées présentes. – Tandis que l'on accompagne les personnes âgées des chambres aux pièces communes, les inviter à saluer les résidents déjà présents et les opérateurs rencontrés en mentionnant le nom de certains. – Quand on accompagne une personne âgée non voyante dans les pièces communes, la mener près d'un résident disponible pour une brève « poignée de main », accompagnée d'une présentation.		

COMMUNICATION VERBALE OBJECTIFS GÉNÉRAUX	COMPRÉHENSION	EXPRESSION	RESPECT
OBJECTIF SPÉCIFIQUE	MANIFESTATION DES VÉCUS « stimuler la personne âgée à l'expression de soi »		
INDICATIONS OPÉRATIONNELLES	– Quand on « accompagne » les personnes âgées dans les gestes quotidiens (hygiène personnelle, douche, lever, nutrition…), les stimuler à exprimer activement leur vécu en les poussant à manifester leurs sensations et à verbaliser leurs observations et leurs exigences auxquelles il convient de réserver de l'espace, de l'attention et de la considération. – Au cours des occasions d'animation structurée ou informelle (visite d'amis ou de parents), stimuler le résident à prendre un rôle de participation et à exprimer ses contenus personnels.		

COMMUNICATION VERBALE OBJECTIFS GÉNÉRAUX	COMPRÉHENSION	EXPRESSION	RESPECT
OBJECTIF SPÉCIFIQUE	RELATIONS SOCIALES « promouvoir des relations positives et équilibrées entre résidents »		
INDICATIONS OPÉRATIONNELLES	– Essayer, dans ses propres relations verbales avec le groupe, de considérer de la même façon tous les résidents présents, en évitant de provoquer des jalousies et des frustrations par des attitudes démontrant des préférences excessives ou des inclinations personnelles, et en réservant les contenus plus personnels de la communication affective aux moments d'intimité entre opérateur et résident. – Essayer de promouvoir, de soutenir et d'amplifier par son intervention les relations verbales entre résidents, en soulignant et en relançant les observations, commentaires ou boutades, afin d'augmenter le niveau d'implication et de participation à la vie de groupe. – Essayer de contenir avec fermeté la personne âgée qui ne peut en supporter une autre, en l'invitant à expliquer et à motiver son vécu de « gêne » et en l'impliquant dans la recherche de solutions positives.		

COMMUNICATION VERBALE OBJECTIFS GÉNÉRAUX	COMPRÉHENSION	EXPRESSION	RESPECT
OBJECTIF SPÉCIFIQUE	APAISEMENT DES ÉMOTIFS « calmer l'anxiété et tranquilliser dans les moments critiques »		
INDICATIONS OPÉRATIONNELLES	– Pour rassurer les incontinents émotifs (déprimés, anxieux, hypocondriaques...), essayer de communiquer la décision et la sécurité tout en utilisant un ton de voix calme, des mots d'accueil et des contenus rassurants. – Si possible, accompagner la personne âgée « en crise » dans la chambre d'un patient alité pour un court moment de socialisation. – Dans le cas d'hallucinations, essayer de découvrir les éventuelles causes les provoquant (douleur physique, mauvaise position, hausse de température, conflit relationnel...) et dans tous les cas se mettre en communication (directe ou par rapport écrit) avec les responsables.		

COMMUNICATION VERBALE OBJECTIFS GÉNÉRAUX	COMPRÉHENSION	EXPRESSION	RESPECT
OBJECTIF SPÉCIFIQUE	CONTRÔLE DE L'AGRESSIVITÉ « dévier les pointes d'agressivité sans oppositions ou constrictions »		
INDICATIONS OPÉRATIONNELLES	– Maintenir une attitude calme et ferme dans ses rapports avec la personne âgée qui manifeste de l'agressivité, en découvrant ses causes, si possible, et tout faire pour les éliminer. – Parler en conservant le contact oculaire et une attitude non peureuse ou soumise. – Ne pas réprimer l'agressivité de la personne âgée, mais essayer d'orienter différemment ses énergies réactives en proposant, si possible, des solutions alternatives, ou bien en déplaçant l'attention de la source du malaise, et éliminer la cause provoquant l'altération. – Ne jamais contenir l'agressivité directement, mais utiliser le dépistage.		

COMMUNICATION VERBALE OBJECTIFS GÉNÉRAUX	COMPRÉHENSION	EXPRESSION	RESPECT
OBJECTIF SPÉCIFIQUE	VALIDATION DE LA PERSONNE ÂGÉE DÉLIRANTE « utiliser le délire pour comprendre, communiquer et intervenir positivement »		
INDICATIONS OPÉRATIONNELLES	– S'approcher de la personne âgée en essayant avant tout de comprendre la réalité imaginaire dans laquelle elle se trouve. – Chercher les références et les éventuelles motivations. – Entrer dans la « réalité virtuelle » de la personne âgée pour communiquer avec elle en essayant de lui transmettre le calme et la sécurité par des expressions de confirmation et la demande d'informations particulières. – Essayer alors de désamorcer les vécus négatifs angoissants projetés dans le délire.		

ORIENTATION VERS LA RÉALITÉ

Objectifs généraux

CONSCIENCE DE SOI : promouvoir la conscience de soi en stimulant la reconnaissance somatique et l'acquisition d'un espace personnel propre.

ORIENTATION : créer les conditions de base pour l'orientation environnementale en soutenant la personne âgée dans l'utilisation autonome et correcte de l'environnement humain et logistique.

CONSCIENCE : accroître la participation au temps chronologique et social en fournissant des éléments d'information, des stimuli à la connaissance et des occasions de participation.

Objectifs spécifiques

– *conditions environnementales préalables ;*
– *promotion de la conscience de soi ;*
– *possession de l'espace individuel ;*
– *orientation dans les espaces communs ;*
– *la scansion chronologique*
  - le calendrier saisonnier,
  - le temps météorologique ;
– *orientation relationnelle ;*
– *information micro et macrosociale ;*
– *activités de responsabilité personnelle.*

ROT OBJECTIFS GÉNÉRAUX	CONSCIENCE DE SOI	ORIENTATION	CONSCIENCE
OBJECTIF SPÉCIFIQUE	CONDITIONS ENVIRONNEMENTALES PRÉALABLES « créer les conditions de base pour l'orientation en éliminant les obstacles environnementaux »		
INDICATIONS OPÉRATIONNELLES	– Favoriser le « processus » d'orientation de la personne âgée en éliminant les éventuelles conditions de nature sonore, visuelle et cinétique dérangeantes : éteindre la télévision, la radio et les sources sonores dans les espaces communs, quand elles n'ont rien d'intéressant et n'impliquent pas la collectivité. – Adapter les conditions générales d'éclairage au moment et aux activités exercées par les personnes âgées. – Protéger la vie du noyau par un filtre environnemental adéquat, en invitant les personnes présentes et les visiteurs à respecter rigoureusement les moments de vie quotidienne et les activités d'animation, en proposant pour les visites et les conversations des endroits plus réservés et intimes. – Faire en sorte que le milieu physique soit toujours facilement accessible, en éliminant les obstacles qui pourraient entraver la déambulation des personnes âgées (à pied ou en fauteuil roulant).		

ROT OBJECTIFS GÉNÉRAUX	CONSCIENCE DE SOI	ORIENTATION	CONSCIENCE
OBJECTIF SPÉCIFIQUE	PROMOTION DE LA CONSCIENCE DE SOI « orienter à la conscience physique et psychologique de soi et soutenir l'estime de soi »		
INDICATIONS OPÉRATIONNELLES	– SCHÉMA CORPOREL : à chaque occasion possible, inviter la personne âgée à se regarder dans le miroir, en la poussant avec discrétion à la reconnaissance (quand c'est possible et apprécié) de soi dans l'image réfléchie et au commentaire (valorisant, sympathique, dédramatisant) de son propre aspect. Demander à la personne âgée, au moment du lever ou dans d'autres moments d'intimité, de nommer les parties de son corps impliquées, ou bien l'inviter à les toucher sur elle. – CONSCIENCE DE SOI : aider la personne âgée à vivre le plus possible comme protagoniste des situations quotidiennes en l'aidant à conquérir ou à reconquérir la conscience de soi grâce à des paroles ou à des gestes qui la stimulent à faire penser à la première personne (lecture de l'heure, du calendrier, du menu, choix des vêtements, des activités, des aliments, expression stimulée de vécus et d'opinions). – ESTIME DE SOI : quand l'occasion se présente, et éventuellement avec la contribution des parents, demander à la personne âgée d'évoquer des moments de son passé (lointain et proche) porteurs d'une valeur positive, de façon à approfondir la connaissance personnelle de chaque personne âgée et à pouvoir ainsi réutiliser, dans les moments critiques, des souvenirs et des situations de son histoire personnelle qui soient anxiolytiques, rassurants et motivateurs d'estime de soi.		

ROT OBJECTIFS GÉNÉRAUX	CONSCIENCE DE SOI	ORIENTATION	CONSCIENCE
OBJECTIF SPÉCIFIQUE	POSSESSION DE L'ESPACE INDIVIDUEL « promouvoir la reconnaissance, la personnalisation et l'utilisation de l'espace privé »		
INDICATIONS OPÉRATIONNELLES	– Amener la personne âgée à retrouver chaque fois sa propre chambre, toute seule ou avec des suggestions ad hoc, en l'invitant à l'indiquer au moins verbalement, même quand on est dans des situations de passivité motrice forcée. – Amener la personne âgée à prendre « possession » de sa chambre grâce à des références verbales et physiques (spatiales, chromatiques, esthétiques...). Parler de la chambre et de l'ameublement de la personne âgée toujours en termes personnels, en les présentant comme un lieu privé et inaccessible à tous ceux qui ne sont pas les éventuels compagnons de chambre. – Faire du lit et de la chambre de la personne âgée un lieu physique lié surtout à des vécus positifs et rassurants (repos quand on est fatigué, lieu accueillant quand on est indisposé). – Veiller à ce que la table de nuit soit personnalisée avec de petits objets familiers de la personne âgée (réveil, photos, vase de fleurs...) et la salle de bains avec des produits d'hygiène personnelle (peignes, brosse, parfum, déodorant...).		

ROT OBJECTIFS GÉNÉRAUX	CONSCIENCE DE SOI	ORIENTATION	CONSCIENCE
OBJECTIF SPÉCIFIQUE	ORIENTATION DANS LES ESPACES COMMUNS « guider la personne âgée vers l'utilisation autonome et correcte de l'espace communautaire »		
INDICATIONS OPÉRATIONNELLES	– Rappeler et souligner les indications graphiques et visuelles présentes en aidant la personne âgée à établir des références visuelles et spatiales simples pour ses déplacements. – Bien faire assimiler à la personne âgée la distribution des pièces communes utilisables durant la journée, en illustrant verbalement leur usage et leurs caractéristiques particulières. – Diriger la personne âgée vers l'endroit le plus adéquat pour l'activité qu'elle entend exercer, en essayant de la familiariser avec tous les espaces communs existant dans le noyau (télévision, lecture de journaux et visites dans la salle où a lieu une activité avec d'autres personnes âgées...) et en motivant leur utilisation spécifique. – Attirer l'attention, au cours des déplacements de la personne âgée, sur les photos, affiches, produits des laboratoires et toutes les nouveautés et variations environnementales significatives.		

ROT OBJECTIFS GÉNÉRAUX	CONSCIENCE DE SOI	ORIENTATION	CONSCIENCE
OBJECTIF SPÉCIFIQUE	LA SCANSION CHRONOLOGIQUE « dicter la scansion du temps chronologique de la journée »		
INDICATIONS OPÉRATIONNELLES	– Fournir fréquemment à la personne âgée une référence chronologique durant les moments les plus significatifs de la journée (lever, activité d'animation, repas...), en scandant des rythmes quotidiens rassurants et motivants. – Inviter la personne âgée à lire l'heure peut être une modalité pour la calmer ou bien provoquer une attitude dynamique d'attente à l'égard des événements imminents. – Rappeler de temps en temps l'heure des moments principaux de la journée pour motiver à la participation active d'événements quotidiens personnels (évacuation programmée, repas, mises au lit...) ou sociaux et d'animation (laboratoires, fêtes...).		

ROT OBJECTIFS GÉNÉRAUX	CONSCIENCE DE SOI	ORIENTATION	CONSCIENCE
OBJECTIF SPÉCIFIQUE	LE CALENDRIER SAISONNIER « souligner les cadences naturelles des rythmes saisonniers »		
INDICATIONS OPÉRATIONNELLES	– Au moment du lever, après le bonjour, rappeler la date du jour et le mois (en faisant lire et commenter le calendrier). – Motiver le choix éventuel de vêtements adaptés, de façon esthétique ou fonctionnelle, à la saison en cours et aux activités de la journée. – Si possible, se référer au « Calendrier du mois » du service pour mettre en évidence les rythmes hebdomadaires propres à la structure et les principaux événements d'animation au programme. – Durant les occasions quotidiennes et ordinaires de conversation, faire revivre à la personne âgée, même en souvenir, les variations saisonnières (parfum, goût des aliments, couleurs) et stimuler l'évocation de souvenirs personnels et de traditions populaires liés à la saison en cours.		

ROT OBJECTIFS GÉNÉRAUX	CONSCIENCE DE SOI	ORIENTATION	CONSCIENCE
OBJECTIF SPÉCIFIQUE	LE TEMPS MÉTÉOROLOGIQUE « stimuler la conscience et l'adaptation aux variations météorologiques »		
INDICATIONS OPÉRATIONNELLES	– Au moment d'ouvrir les persiennes le matin, demander à la personne âgée de verbaliser ses impressions sur le temps atmosphérique et l'amener à une interprétation correcte des messages visuels arrivant de l'extérieur. – Stimuler la personne âgée au choix raisonné de vêtements adaptés aux conditions météo, en lui faisant exprimer de façon critique des opinions et des habitudes de vie personnelles. – Si possible, faire expérimenter directement, pendant quelques instants, la fraîcheur d'une matinée estivale, la chaleur d'un rayon de soleil, le froid des premiers matins d'automne, le gel sur les vitres les matins d'hiver. – Évoquer des anecdotes, des souvenirs et des observations sur les conditions météorologiques enregistrées et leurs conséquences sur la vie sociale. – Demander les prévisions personnelles sur le temps.		

ROT OBJECTIFS GÉNÉRAUX	CONSCIENCE DE SOI	ORIENTATION	CONSCIENCE
OBJECTIF SPÉCIFIQUE	ORIENTATION RELATIONNELLE « promouvoir une connaissance personnelle et correcte du milieu humain »		
INDICATIONS OPÉRATIONNELLES	– Inviter la personne âgée à reconnaître le nom de l'opérateur qui s'occupe d'elle, en le lui rappelant verbalement ou en lui proposant de le lire sur le carton de la blouse blanche. – Profiter de chaque occasion pour faire connaître à la personne âgée le nom et la fonction de ceux qui sont en relation avec elle (parents, opérateurs, techniciens) et l'aider à en reconnaître le visage et la fonction professionnelle. – Demander à la personne âgée qu'elle présente ses parents et ses visiteurs, et l'inviter à présenter elle-même ses « invités » à l'opérateur. – Toujours présenter les nouveaux résidents et rappeler, par des salutations et des présentations, les résidents déjà présents « oubliés » par la personne âgée ou bien qu'on a simplement changés de chambre ou de table.		

ROT OBJECTIFS GÉNÉRAUX	CONSCIENCE DE SOI	ORIENTATION	CONSCIENCE
OBJECTIF SPÉCIFIQUE	INFORMATION MICRO ET MACROSOCIALE « mettre la personne âgée au courant pour soutenir la participation sociale »		
INDICATIONS OPÉRATIONNELLES	– Orienter vers les propositions d'animation *avant*, en sensibilisant la personne âgée à l'événement imminent, *pendant*, en aidant la personne âgée à porter son attention sur l'événement en cours, par exemple par de petites suggestions « violentes » de la part d'opérateurs « en transit » pas forcément impliqués directement dans l'activité, et *après*, en montrant son intérêt et son appréciation pour l'activité exercée par la personne âgée et en la proposant comme sujet de conversation à table ou au moment d'aller au lit. – Commenter de vive voix les événements et impliquer davantage les personnes âgées dans les activités communautaires, en leur demandant d'évoquer directement leurs vécus et leurs impressions personnelles et en les dirigeant vers une localisation spatiotemporelle correcte. – Saisir l'occasion offerte par les images télévisées ou par les journaux ou revues pour souligner des événements particulièrement intéressants (« Vous avez vu ce qui s'est passé ?… ») pour ensuite susciter la participation critique de la personne âgée (« Qu'en pensez-vous ?… »).		

ROT OBJECTIFS GÉNÉRAUX	CONSCIENCE DE SOI	ORIENTATION	CONSCIENCE
OBJECTIF SPÉCIFIQUE	ACTIVITÉS DE RESPONSABILITÉ PERSONNELLE « évoquer l'orientation à travers des gestes de participation à la réalité »		
INDICATIONS OPÉRATIONNELLES	– Orienter à la réalité à travers la participation directe à de petits travaux autogérés à cadence quotidienne routinière ou bien par l'implication spontanée à certaines nécessités de la vie communautaire. – Conduire la personne âgée à accomplir de simples gestes responsabilisants, comme motivations à la vie personnelle et sociale, grâce à l'attribution de petites responsabilités quotidiennes. – Demander à la personne âgée de communiquer aux autres résidents le menu du jour, se faire aider pour mettre la table ou pour arranger des fleurs ou des bibelots, pour prédisposer le programme télévisé demandé, récupérer des revues et des journaux et les distribuer aux autres résidents, impliquer la personne âgée dans le déplacement et l'installation de résidents en fauteuil roulant, l'inviter à s'occuper des zones vertes.		

Interactivité et compte rendu

Fiche d'observation

L'instrument doit servir à l'observation systématique d'un paramètre prédéterminé pendant une période prolongée chez un sujet désigné. Le prototype proposé se réfère à un itinéraire annuel avec des périodes d'observation d'un mois de travail pour chaque milieu envisagé ; il est issu du simple rapprochement d'une fiche-calendrier et de la liste d'observation déjà présentée, avec la subdivision habituelle en quatre paramètres.

L'opérateur est appelé à relever au jour le jour les paramètres en observation ; il choisit à chaque fois dans la liste la graduation au plus près du comportement du résident durant la journée en question, et signe, grâce au code prévu, le tour horaire auquel cette évaluation se réfère.

L'utilité de la fiche est essentiellement reliée au training de formation, mais des applications tout aussi intéressantes apparaissent dans le monitorage clinique et éthologique des résidents pour lesquels on juge utile d'observer d'éventuelles variations comportementales dans le temps, consécutives à des modifications de la stratégie thérapeutique ou des conditions psychologiques ou environnementales.

Fiche de compte rendu

Cette fiche est destinée à l'administration interactive de contenus de formation au cours d'itinéraires professionnels d'approfondissement continu.

Le prototype se réfère à un parcours de formation annuel avec une cadence mensuelle. Il s'articule en trois sections : la première, « de contenu », propose quatre objectifs opérationnels (un par secteur de formation) ; la deuxième, « d'application », concerne la mise en œuvre des indications proposées ; une troisième, « d'évaluation », concerne l'auto-analyse des résultats obtenus et des difficultés subjectives éventuelles.

La fiche a spécifiquement pour objectif de développer chez l'opérateur des capacités et des aptitudes de réflexion et de critique sur le parcours subjectif d'adaptation aux indications de formation. Trois moments sont à cet égard fondamentaux : la phase de projection (« prévisions ») ; le temps de travail (« observations et difficultés ») et de réflexion sur la possibilité d'application de l'objectif (« résumé »).

Fiche d'observation n°........ mois .... année	jour																												
COMPORTEMENTS ET RELATIONS SOCIALES	date																												
	roulement																												
TON DE L'HUMEUR																													
En harmonie avec les circonstances	Adéquat																												
Désinhibition, gaieté excessive	Euphorique																												
Alternance excessive de différents états d'âme	Intermittent																												
Tristesse, démotivation	Déprimé																												
COLLABORATION																													
Disponibilité naturelle à l'écoute et à l'interaction	Spontanée																												
Disponibilité à l'implication, si sollicité	Évocable																												
Refus, opposition, apathie	Absente																												
PARTICIPATION																													
Implication dans les activités sociales, initiative personnelle, créativité	Active																												
Participation encouragée, supportée, guidée	Assistée																												
Attitude non concentrée, distrait, inopportun, envahissant	Compromise																												
Manque d'intérêt, vacuité, absence	Absente																												
SOCIALITÉ																													
Bonnes relations et adaptation sociale	Présente																												
Relations adéquates si guidées et supportées	Évocable																												
Soumission-précarisation, caractère querelleur	Dérangée																												
Isolement, indifférence relationnelle, « attitudes autistes »	Absente																												

Dans la troisième section, l'opérateur inscrit les résultats obtenus dans l'application des contenus de la formation, tant au niveau de sa progression professionnelle (cohérence et continuité dans l'application des indications) que du point de vue des résultats objectifs sur les usagers, cet élément préparant à la rédaction d'autres instruments professionnels de documentation.

SECTEUR BIOLOGIQUE OBJECTIFS GÉNÉRAUX	FACILITATIONS	OPTIONS	AUTONOMIE
OBJECTIF SPÉCIFIQUE DU MOIS	PROMOTION DU *SELF-CARE* « réconcilier la personne âgée avec son corps et l'intéresser au soin d'elle-même »		
INDICATIONS OPÉRATIONNELLES	– Au moment du lever, si possible, proposer à la personne âgée de se laver les dents ou la prothèse toute seule, de commencer à se coiffer seule devant le miroir. – Inviter la personne à prendre soin d'elle en appliquant elle-même une crème hydratante, un après-rasage, du talc ou du déodorant, des cosmétiques ou un parfum.		
RELATIONS CORPORELLES OBJECTIFS GÉNÉRAUX	COMMUNICATION	TRANQUILLISATION	AFFECTIVITÉ
OBJECTIF SPÉCIFIQUE DU MOIS	RÉACTIVATION SENSORIELLE « redécouvrir et valoriser les stimuli sensoriels de la vie quotidienne »		
INDICATIONS OPÉRATIONNELLES	– Stimuler la personne âgée à « sentir » la réalité et à en prendre conscience à travers les sens. – À chaque occasion, prendre l'habitude de souligner et de stimuler la reconnaissance des variations subjectives et objectives appréciables à travers les sens : variations thermiques, contact, consistance, poids des vêtements et des objets d'usage quotidien ; nature des saveurs (sucré, salé, amer, acide) et appréciation subjective ou refus de ceux-ci dans la nourriture et dans les boissons proposées ; provenance et sources de bruits, sons et stimulations sonores dans l'environnement.		

COMMUNICATION VERBALE OBJECTIFS GÉNÉRAUX	COMPRÉHENSION	EXPRESSION	RESPECT
OBJECTIF SPÉCIFIQUE	ÉTHIQUE RELATIONNELLE « signifier le respect de la dignité personnelle à chaque instant de la vie quotidienne »		
INDICATIONS OPÉRATIONNELLES	– Lorsque l'on communique avec la personne âgée, la vouvoyer, en motivant ce choix si elle le perçoit comme une limite de la relation confidentielle quotidienne. – Faire toujours précéder son nom de « monsieur » ou « madame », ou un titre honorifique lorsque l'on s'adresse à un résident ou que l'on parle entre opérateurs en présence d'une personne âgée. – Utiliser toujours des termes respectueux et mettre en valeur les souvenirs ou les anecdotes de la vie quotidienne pour soutenir la dignité personnelle et l'estime de soi.		
ROT OBJECTIFS GÉNÉRAUX	CONSCIENCE DE SOI	ORIENTATION	CONSCIENCE
OBJECTIF SPÉCIFIQUE	ACTIVITÉS DE RESPONSABILITÉ PERSONNELLE « évoquer l'orientation à travers des gestes de participation à la réalité »		
INDICATIONS OPÉRATIONNELLES	– S'occuper d'orienter à la réalité à travers la participation directe à de petits travaux autogérés à cadence quotidienne de routine, ou bien par l'implication impromptue aux nécessités de la vie communautaire. – Conduire la personne âgée à poser de simples gestes de responsabilisation, comme motivation à la vie personnelle et sociale, en lui confiant de petites responsabilités quotidiennes. – Demander à la personne âgée de communiquer aux autres résidents le menu du jour, se faire aider pour dresser la table ou pour arranger des fleurs ou des bibelots, pour prédisposer le programme télévisé demandé, récupérer des journaux et des revues et les distribuer aux autres résidents, impliquer la personne âgée dans les déplacements et l'installation d'autres personnes en fauteuil roulant.		

DIFFICULTÉS/OBSERVATIONS

	Prévision		Bilan
Objectif spécifique du mois *Secteur biologique*	aisé		aisé
	réalisable		réalisable
	absorbant		absorbant
	problématique		problématique
	difficile		difficile
	très difficile		très difficile
	improposable		improposable
Objectif spécifique du mois *Relations corporelles*	aisé		aisé
	réalisable		réalisable
	absorbant		absorbant
	problématique		problématique
	difficile		difficile
	très difficile		très difficile
	improposable		improposable
Objectif spécifique du mois *Communication verbale*	aisé		aisé
	réalisable		réalisable
	absorbant		absorbant
	problématique		problématique
	difficile		difficile
	très difficile		très difficile
	improposable		improposable
Objectif spécifique du mois *ROT*	aisé		aisé
	réalisable		réalisable
	absorbant		absorbant
	problématique		problématique
	difficile		difficile
	très difficile		très difficile
	improposable		improposable

Fiche… Opérateur…

RESULTATS

	Subjectifs (opérateur) continuité dans l'application de l'objectif de formation	Objectifs (personne âgée) constatations positives et/ou négatives des indications appliquées
Objectif spécifique du mois *Secteur biologique*	excellents	
	bons	
	moyens	
	acceptables	
	médiocres	
	nuls	
	nocifs	
Objectif spécifique du mois *Relations corporelles*	excellents	
	bons	
	moyens	
	acceptables	
	médiocres	
	nuls	
	nocifs	
Objectif spécifique du mois *Communication verbale*	excellents	
	bons	
	moyens	
	acceptables	
	médiocres	
	nuls	
	nocifs	
Objectif spécifique du mois *ROT*	excellents	
	bons	
	moyens	
	acceptables	
	médiocres	
	nuls	
	nocifs	

Rapports de gestion

Le « rapport de jour » et le « rapport de nuit » constituent des instruments destinés à garantir entre opérateurs la circulation continue d'informations adaptées à la complexité de la gestion et des relations au sein d'un noyau Alzheimer.

Le rapport de gestion a une double portée : d'une part, il constitue une « documentation » grâce à la transmission objective, à tous les opérateurs, des ordres de service et des indications assistantielles, cliniques et pédagogiques sur les résidents ; d'autre part, il s'agit d'un instrument « consultable » en vue de la reconstruction d'événements individuels et collectifs, indispensables pour des monitorages personnels ou des ajustements dans la gestion du service.

Le rapport de jour s'articule en cinq sections : « assistantielle » pour l'enregistrement de paramètres hygiéniques et biologiques ; « de gestion » consacrée à l'alimentation et à la mobilisation des résidents ; « sanitaire » limitée à la communication de variations cliniques importantes pour l'organisation ; « d'animation » réservée aux activités de la journée ; « psycho-éthologique », avec une abondance de paramètres, en vue du compte rendu des aspects comportementaux.

Le rapport de nuit, dont l'objectif est le monitorage du comportement des patients durant la nuit, prévoit l'enregistrement ponctuel des événements cliniques et de leur nature (physique et psychologique) et le compte rendu des mesures adoptées par l'opérateur avec le résultat obtenu.

Noyau protégé .... RAPPORT DE JOUR ....
Date ....
Opérateurs assistantiels en service ....
....

DOMAINE ASSISTANTIEL

Douches ....
Coiffeur ....
Défécations nuit ....
Défécations matin ....
Défécations après-midi ....
Diurèse ....

DOMAINE GESTIONNEL

Alimentation ....
Observations ....
Indications ....
Mobilité des résidents ....
Alités ....
En fauteuil roulant ....
À retenir ....
Indications pour le service ....
....

DOMAINE SANITAIRE

Préparation analyses instrumentales et hématologiques ....
....
Administration de laxatifs ....
....
Variations thérapeutiques en cours ....
....
Visites spécialistes ....
....

DOMAINE DE L'ANIMATION

Animateur matin .... après-midi ....
Événement ....
....
Résidents impliqués ....
....
Indication sur l'animation ....
....

Noyau protégé .... RAPPORT DE JOUR ....
Date ....
Opérateurs assistantiels en service ....

DOMAINE PSYCHO-ÉTHOLOGIQUE

ALTÉRATIONS COMPORTEMENTALES			Personnel auxiliaire personnel sanitaire	Animateurs
Agitation		légère	....	....
		modérée	....	....
		sévère	....	....
Anxiété		légère	....	....
		modérée	....	....
		sévère	....	....
Irritabilité		légère	....	....
		modérée	....	....
		sévère	....	....
Agressivité	physique	légère	....	....
		modérée	....	....
		sévère	....	....
	verbale	légère	....	....
		modérée	....	....
		sévère	....	....
Incontinence émotive		légère	....	....
		modérée	....	....
		sévère	....	....
Instabilité émotive		légère	....	....
		modérée	....	....
		sévère	....	....
Désinhibition	physique	légère	....	....
		modérée	....	....
		sévère	....	....
	verbale	légère	....	....
		modérée	....	....
		sévère	....	....
Sédation		légère	....	....
		modérée	....	....
		sévère	....	....
Ralentissement	physique	léger	....	....
		modéré	....	....
		sévère	....	....
	verbal	léger	....	....
		modéré	....	....
		sévère	....	....
Wandering		léger	....	....
		modéré	....	....
		sévère	....	....

OBSERVATIONS ET MONITORAGES ....
....
....

RAPPORT DE NUIT – SERVICE ....

Date .... Responsable de nuit ....

heure	*nom et prénom du patient*	*événement*	*nature de l'événement*	*mesure adoptée*	*typologie mesure*	*résultat obtenu*
			physique		assistantielle	positif
			psychologique		relationnelle	négatif
					sanitaire	
			physique		assistantielle	positif
			psychologique		relationnelle	négatif
					sanitaire	
			physique		assistantielle	positif
			psychologique		relationnelle	négatif
					sanitaire	
			physique		assistantielle	positif
			psychologique		relationnelle	négatif
					sanitaire	

Postface

Ce que l'Homme ne fait pas, l'humanité le fera

Ce troisième ouvrage consacré au décloisonnement des âges constitue une première conclusion à la réflexion que nous menons depuis 1998 entre la France, la Belgique, l'Italie, et plus marginalement le Portugal, avec l'appui marqué de l'Union européenne. Il ne saurait cependant s'agir d'un point final ; c'est plutôt une base qui nous permettra de mettre en place rapidement un certain nombre d'observatoires-ateliers. L'objectif est en effet d'une part de transférer les méthodes pour l'application de nos micro-observations, d'autre part d'œuvrer en direction de l'intégration des âges dans nos sociétés, suivant nos principes culturels occidentaux. Pour autant, on ne peut nier les évolutions permanentes qui modifient très sensiblement les rapports entre les âges.

Notre objectif peut sembler ambitieux, mais nous n'avons plus le temps de tergiverser sur des faux-fuyants qui parasiteraient notre intention de participer activement à ce grand débat international. Certes, chaque étape doit rendre humbles les palliers que nous franchissons, et il faut bien prendre la dimension de toutes les pusillanimités latentes, y compris celles parfois compréhensibles, apparemment légitimes, qui, sous de multiples prétextes, obèrent les avancées. Mais, bien souvent, ce n'est que le résultat d'un manque de concertation. Nous avons quant à nous, au sein de notre équipe internationale

1. Le premier ouvrage est consacré aux nouvelles formes de l'habitat pour personnes âgées, le second à l'intergénération (Éditions Éres en France).

et pluridisciplinaire, largement dépassé ce stade, en réunissant de façon efficace des données multiples offrant des résultats tangibles. Ainsi, nous voyons enfin poindre le temps où le sens prend ses racines dans l'utopie d'hier, une ère est ouverte, qui se détache du pragmatisme de « réalités » bien trop signifiantes pour n'être pas suspectes quant aux intentions qu'elles révèlent.

De cette manière, il est possible d'avancer que, quand l'Homme refuse d'aller de l'avant, c'est le mouvement humaniste qui l'emporte sur des intérêts personnels ; aujourd'hui, la société occidentale est en marche vers un avenir qui s'objective sur des idées de partage, certes parfois plus formelles que culturelles, mais éminemment ancrées dans la détermination irréversible de considérer chacun d'entre nous avec le respect qui lui est dû.

Richard Vercauteren

Bibliographie

Annuaire des statistiques sanitaires et sociales, ministère de la Santé, édition 1999.

CARLSON, Alexandre. 1999. *Où vivre vieux ?* Édition de la Fondation Roi Baudouin, Belgique, 206 pages.

VERCAUTEREN, Richard ; VERCAUTEREN, Marie-Christine ; CHAPELEAU, Jocelyne ; 1993. *Construire le projet de vie en maison de retraite*, Érès.

VERCAUTEREN, Richard ; CHAPELEAU, Jocelyne. 1995. *Évaluer la qualité de la vie en maison de retraite*, Érès.

VERCAUTEREN, Richard ; LATOUCHE, Anne. 1997. *Assistante sociale auprès de personnes âgées*, Érès.

VERCAUTEREN, Richard ; BABIN, Nathalie. 1998. *Un projet de vie pour le maintien à domicile des personnes âgées*, Érès.

VERCAUTEREN, Richard ; VERCAUTEREN, Marie-Christine ; BARRANGER, Anelyse. 1995. *Animer une maison de retraite*, Érès.

VERCAUTEREN, Richard ; LABOREL, Bernard ; JAHAN, Franck. 1999. *Faire vivre le projet des établissements pour personnes âgées*, Érès.

VERCAUTEREN, Richard ; PREDAZZI, Marco. 2000. *Des lieux et des modes de vie pour les personnes âgées*, Érès.

VUILLEMENOT, Jean-Luc (sous la direction de). 1997. *La personne âgée et son animal*, Érès.

Table des matières

CHAPITRE 2

ÉLÉMENTS POUR CONSTRUIRE UN PROJET DE VIE

CHAPITRE 3

GUIDE OPÉRATIONNEL POUR LA CONSTRUCTION DU PROJET DE VIE

CHAPITRE 6

LA PROFESSIONNALISATION DES INTERVENANTS

CHAPITRE 7

UN PROJET DE VIE POUR LA DÉMENCE

DÉJÀ PARUS DANS LA COLLECTION « PRATIQUES GÉRONTOLOGIQUES »

Dominique Argoud
Politique de la vieillesse et décentralisation
Les enjeux d'une mutation

Alexandre Carlson et Jean Paquet
Dictionnaire des citations en gérontologie

Brigitte Dherbey, Philippe Pitaud, Richard Vercauteren
La dépendance des personnes âgées
Des services aux personnes âgées aux gisements d'emplois

Noëlla Jarousse
Sexualité et vieillissement

Hervé Marcillat
Vieillesse et société : le rendez-vous manqué
La dépendance des personnes âgées en question

Thierry Marmet
Éthique et fin de vie

Michel Personne
La désorientation sociale des personnes âgées
Comment leur entourage peut la prévenir

Sous la direction de Philippe Pitaud
Gérontologie sociale : pour une éthique de la formation

Philippe Pitaud, Richard Vercauteren
Acteurs et enjeux de la gérontologie sociale

Sous la direction de Philippe Pitaud et Richard Vercauteren
L'intergénération en Europe
Recherche et dynamisation de la cohésion sociale

Sous la direction de Philippe Pitaud et Richard Vercauteren
Vieillir dans les villes de l'Europe du sud
Comparaisons et échanges internationaux

Nathalie Suty et Christine Mangin
Les soins palliatifs en gérontologie
Manuel de formation

Sous la direction de Richard Vercauteren
Des lieux et des modes de vie pour les personnes âgées
Expériences et analyses pluridisciplinaires internationales

Richard Vercauteren, Nathalie Babin
Un projet de vie pour le maintien à domicile des personnes âgées

Richard Vercauteren, Jocelyne Chapeleau
Évaluer la qualité de la vie en maison de retraite

Richard Vercauteren, Bernard Laborel, Frank Jahan
Faire vivre le projet des établissements pour personnes âgées
Manuel des pratiques du projet de vie

Richard Vercauteren, Anne Latouche
Assistante sociale auprès des personnes âgées

Richard Vercauteren, Marie-Christine Vercauteren,
Anelyse Barranger
Animer une maison de retraite

Richard Vercauteren, Marie-Christine Vercauteren,
Jocelyne Chapeleau
Construire le projet de vie en maison de retraite

Sous la direction de Jean-Luc Vuillemenot
La personne âgée et son animal : pour le maintien du lien

Achevé d'imprimer

PARA
GRAPHIC

31240 L'UNION (Toulouse)
Tél. 05 61 37 64 70
Dépôt légal : mars 2001
Imprimé en France
N° impression : 920660